ÉTUDE

SUR

LES AFFECTIONS GLAUCOMATEUSES

DE L'OEIL

PAR

Mohammed EMIN

DOCTEUR EN MÉDECINE DE LA FACULTÉ DE PARIS

ANCIEN MÉDECIN DE L'INTENDANCE SANITAIRE D'ÉGYPTE

PROFESSEUR-ADJOINT DU COURS D'ANATOMIE A L'ÉCOLE DU CAIRE

CHEF DE CLINIQUE OPHTHALMOLOGIQUE DU Dr SICHEL PÈRE

PARIS

ADRIEN DELAHAYE, LIBRAIRE-EDITEUR

PLACE DE L'ÉCOLE-DE-MÉDECINE

1870

ÉTUDE

SUR LES

AFFECTIONS GLAUCOMATEUSES

DE L'OEIL

Ces affections sont caractérisées par un état morbide de la choroïde et de l'iris, qui a pour effet d'augmenter la pression intra-oculaire, d'où résulte la compression de la rétine et du nerf optique.

Ces affections présentent des variétés que des symptômes particuliers distinguent les unes des autres. Elles varient suivant que les tissus qui constituent l'œil sont plus ou moins denses et durs, élastiques ou extensibles. L'augmentation de la sécrétion interne de l'œil tend, en effet, à distendre la coque oculaire elle-même : tantôt les fibres de la sclérotique s'écarteront, et le globe de l'œil augmentera de volume ; tantôt la sclérotique et la cornée conserveront leur épaisseur première, les fibres resteront serrées, et le globe de l'œil, quoique plus dur, ne pourra pas augmenter de volume. Dans le premier cas, on aura affaire à des hydrophthalmies ; dans le second, à des glaucomes types.

Malgré la ressemblance qui existe, en apparence, entre ces deux affections, il y a des points de pathogénie de la première tellement distincts de ceux de la seconde, que nous croyons juste de ne pas la comprendre dans la classe des affections glaucomateuses proprement dites.

Il y a encore une forme toute particulière des affections glaucomateuses, forme qui, au premier abord, n'y ressemble en rien, c'est l'excavation du nerf optique, complétement identique à celle que l'on trouve dans le glaucome, sans aucun autre signe caractéristique de la maladie. La sécrétion intra-oculaire ne paraît pas être sensiblement exagérée; l'œil n'augmente pas de tension et pourtant le nerf optique subit la même altération que dans un glaucome; c'est la forme du glaucome simple, d'après Donders, ou amaurose avec excavation de la papille du nerf optique, d'après M. de Graefe.

Pour rendre notre travail sur les affections glauco-mateuses plus complet, nous aurons besoin de décrire un groupe de ces affections qui se développe non pas idiopathiquement, comme les trois premières formes, mais qui surgit d'une manière secondaire, soit à la suite de blessures accidentelles, soit après des opérations pratiquées sur l'œil; soit, enfin, après le staphylome de la cornée et de l'iris. Dans cette dernière classe, on trouvera des signes incontestables du glaucome, mais on ne pourra constater ni la même marche ni les mêmes conséquences que dans le glaucome spontané.

HISTORIQUE.

Le mot glaucome désigna d'abord, ainsi que son étymologie l'indique, une affection caractérisée par une coloration verdâtre du fond de l'œil; mais nous ne saurions aujourd'hui admettre l'existence de ce caractère dans toutes les affections glaucomateuses de l'œil; bien des variétés se présentent, en effet, au praticien sans cette coloration, et cependant l'œil est bien atteint d'un glaucome type.

C'est grâce à l'ophthalmoscope que, dans ces dernières années, l'on a pu reconnaître les signes essentiels des glaucomes (excavation de la papille du nerf optique, crochet des vaisseaux, pouls artério-veineux, etc.). Il serait donc rationnel de prendre une dénomination autre qui exprimât mieux la nature de l'affection, telle que choroïdite spéciale ou irido-choroïdite séreuse, mais le nom de glaucome est généralement admis dans la science, et nous ne nous croyons pas autorisé à le remplacer.

Il ne faut pas remonter bien loin en arrière pour trouver la description exacte des affections glaucomateuses; il y a à peine quinze ans que leur nature et le traitement qui leur convient sont connus, et cela grâce aux recherches de M. de Graefe. Avant lui, il y avait divergence complète d'opinions; quelques mots suffiront pour faire connaître l'état de la question avant ce savant.

Epoque première. Quoique l'on trouve des indications sur le nom du glaucome dans des ouvrages très-anciens, pourtant les notions les plus exactes ne se rencontrent que dans ceux qui se rapprochent de la fin du siècle dernier et du commencement du siècle actuel.

Les anciens, comme Rufus, Galien, Aétius, ont appelé de ce nom toute opacité, soit blanche, soit verte du cristallin.

Brisseaux (1) considérait le glaucome comme une altération de l'humeur vitrée, qu'elle devînt épaisse et opaque, ou transparente comme de l'eau.

(1) Traité de la cataracte et du glaucome en 1709.

Desmonceaux (1) admettait aussi que le glaucome est une altération de l'humeur vitrée ; il peut se faire, dit-il, que la rétine et la choroïde ne soient affectées qu'après l'altération de l'humeur vitrée.

Wenzel (2) croyait, au contraire, que ce que l'on nomme glaucome est une véritable maladie du nerf optique, laquelle se communique ensuite à la rétine. Le cristallin et le corps vitré sont à peu près dans leur état ordinaire ; la sclérotique est parsemée de vaisseaux variqueux ; l'œil est sujet à de fréquentes ophthalmies, avec des douleurs lancinantes, et qui surviennent périodiquement. Wenzel ajoute que, dans le glaucome, tous les vaisseaux du globe, soit internes, soit externes, sont variqueux.

D'après Ingken, cette maladie consiste en une exsudation du corps vitré, suite d'une hyalite chronique ou d'une rétinite.

Carron du Villards (3) pense que cette affection consiste essentiellement dans l'altération d'une des parties constituantes du corps vitré, accompagnée d'un dérangement de structure de la membrane hyaloïde ; les vaisseaux sont toujours plus ou moins variqueux.

Lawrence et Middlemore admettent aussi que le glaucome est une affection particulière de cette partie de l'œil qui imprime à la pupille la teinte verdâtre.

Desmours (4) combat les opinions qui ont rapporté le glaucome, à l'opacité du cristallin, et ajoute, avec raison, que lorsque l'on a reconnu que cette lentille était le siége de la cataracte, le nom de glaucome était sans signification ; chacun s'en empara et l'employa

(1) Traité des maladies des yeux et des oreilles, t. I, p. 457 (1786).
(2) Wenzel, Manuel d'oculistique, t. 1, p. 320 (1818).
(3) Etudes pratiques des maladies des yeux, t. I, p. 444 Paris, 1838.
(4 Traité des maladies des yeux, t. I, p. 468 Paris, 1818.

pour désigner tantôt l'altération du corps vitré, compliquée consécutivement de celle de cristallin, tantôt une affection de la rétine. Sans se prononcer lui-même sur la nature de l'affection, il donne la description la plus complète et la plus exacte du glaucome, en insistant surtout sur le brouillard apparaissant périodiquement, les phénomènes de cercle d'arc-en-ciel autour d'une bougie, des céphalalgies sus-orbitaires, s'étendant à l'os de la pommette, aux environs de l'orbite, surtout au sommet et derrière la tête. Des vaisseaux variqueux, dans la conjonctive et la sclérotique, accompagnent la dilatation de la pupille, et cet état passe facilement de la forme aiguë à l'état chronique.

Sichel envisage ces affections comme un produit de l'inflammation de la choroïde dans ses différentes phases ; mais il ne lui a pas été donné d'expliquer les différents phénomènes du glaucome par la pression intra-oculaire, comme l'a fait l'éminent professeur de Berlin. Il est même regrettable de voir Sichel nier l'avantage de l'opération ingénieuse de l'iridectomie dans le glaucome, tandis qu'il accepte toute la théorie.

D'après Schrœder Van der Kolk (1), le glaucome, ainsi que ses phénomènes consécutifs, s'explique par un épanchement fibro-albumineux entre la choroïde et la rétine, épanchement qui est le résultat d'un état inflammatoire de la première de ces deux membranes.

M. le professeur Ed. Jæger (2) donne la définition qui suit : « Le glaucome est un état morbide de l'œil, caractérisé par dés symptômes spéciaux, dont l'ensemble

___

(1) Remarque anatomo-pathologique sur l'inflammation de quelques parties internes de l'œil et particulièrement sur la choroïde comme cause de glaucome.

(2) Du glaucome et de son traitement. Vienne, 1858. Ann. d'œul , 1858, premier semestre, p. 92.

est connu depuis longtemps sous le nom d'aspect glaucomateux et par une altération particulière de la papille du nerf optique, qui s'est montrée d'abord à l'ophthalmoscope comme bombé. »

Cette opinion était évidemment erronée, et, ce que M. Ed. Jæger a représenté comme une saillie du nerf optique, n'était, en réalité, qu'une excavation. Son opinion a tellement prévalu à cette époque que de Graefe lui-même l'a acceptée dans son premier travail sur le glaucome ; ce n'est qu'un an plus tard qu'il a démontré l'excavation glaucomateuse.

J'arrive à la deuxième époque de l'histoire de ces affections, c'est-à-dire à l'époque où la découverte de Graefe fit reconnaître la véritable nature de ces affections et ouvrit la voie à des travaux remarquables que nous ferons suffisamment connaître dans le chapitre de pathogénie.

BIBLIOGRAPHIE

Consultez sur le glaucome et les affections glaucomateuses de l'œil : de Graefe. Archiv für Ophth. B. I, abth. 1, § 371, 382, n. abth. 2, § 299 ; B. III, abth. 2, § 456 ; B. IV, abth. 2, § 127 ; B. VI, abth. 2, § 254 ; B. VIII, abth. 2, § 242, et Ann. d'ocul., tomes XXXIII, p. 137 ; XXXVI, 171 ; XXXVIII, 237 ; XXXIX, 228 ; XLV, 180 ; XLIX, 136 ; LI, 100. — Ed. Jæger, Ueber glaucom und seine heilung durch iridectomie, Vienne, 1858, et Ann. d'ocul., t. XL, p. 92. — Donders, Klin. Monatsbl. B. II, § 433, et Ann. d'ocul., t. LIV, p. 120. — Jaumes, Compte-rendu de sa thèse sur le glaucome, par Giraud-Teulon (Gaz. méd. de Paris, 12 avril 1862, p. 235). Wells, Glaucoma and its cure by iridectomy. London, 1864. Brown, Brit. med. journ: 1864, jan. 30, p.

136. Bader, Ophth. hosp. rep., vol. II, p. 226. Wharton, Jones, Three clinical lectures on iridectomy and glaucoma (Med. Times and Gaz. 1864, july 23 et 30, aug. 6. — Hancock, Ophth. hosp. rep., vol. III, p. 13, et Ann. d'ocul., t. XLIV, p. 47.—Nunneley, Lancet, 1861, Jan. 19 et 26, p. 55, 82. — Pamard, thèse sur le glaucome, Paris, 1862. Anal. in : Ann. d'oc., t. XLVII, p. 290. — Critchett, Ophth. hosp. rep., vol. I, p. 57, et Ann. d'ocul. t. XXXIX, p. 185. — Magni, Nouvelle théorie du glaucome (Ann. d'ocul. t. XLIX, p. 160). — Hulke, Ophth. hosp. rep., vol. II, p. 69 et suiv., et Ann. d'ocul., t. XLVI, p. 54. — Quaglino, Giorn. d'oft. Ital., 1860, p. 169, et Ann. d'ocul., t. XLVII, p. 274. — Hoffmans, Mém. sur le glaucome (Arch. für Ophth., B. VIII, abth. 2, § 124. — Desmarres fils, sa théorie sur le glaucome, par Galezowski (Union méd. 1864, p. 201, et Ann. d'ocul., t. LII, p. 248. — Magawly, Contributions à l'histoire clinique du glaucome (St-Pétersb., Med. Zeitsch. 1864, vol. VI, p. 193 et Ann. d'ocul., t. LIII, p. 250. — Coccius, Arch. f. Ophth., B. IX, abth. 1. § 1, Frœbelius, St-Pétersb., Méd. Zeitsch. III, 155, et Ann. d'ocul., t. LIV, p. 221. — Little ophth. Review, n° 7, 1865, et Ann. d'ocul. t. LV, p. 83.—Bowman, Controverse sur l'iridectomie, etc. (Brit. med. Journ., 1863-1864) ; Bowman, Ann. d'ocul., 1863, t. XLIX, p. 29. — MM. Donders et Henner, Ann. d'ocul., 1863, t. XLIX, p. 197.—Ammon, Ann. d'ocul., 1861, t. XLV, p. 25. — De Graef, Arch. für ophth. 1857, B. III, abth. 2, et Ann. d'ocul. 1858, t. XXXIX, p. 234.— Walton, Assoc. med. journ. 1856, Jan. 21, p. 519.—Donders, Ann. d'occul. 1865, t. LIV p. 121, et Ann. d'ocul. 1864, t. LI, p. 264.—Hutchinson, Ophth. hosp. rep. 1866, vol. V, p. 88. — De Graefe, Archiv. für Ophth. 1862, B. VIII, abth. 2, § 242-313, et Ann. d'ocul. 1864, t. LI, p. 101. — Magni, Nouvelle

théorie du glaucome (Union méd. 1862; Ann. d'ocul. 1863, t. XLIX. p. 160 et Giorn. d'oft. Ital. 1866. — Coccius, Archiv. für Ophth. 1863, B. IX, abth. 1. § 1. — Hancock, Ophth. hosp. rep. 1860-1961, vol. III, pp. 15-17. — Lancet, 1862, sep. 6, p. 250, et 1861, Jan. 26, p. 83. — De Graefe, De l'iridectomie appliquée au glaucome et des affections glaucomateuses (Archiv für ophth. 1858, B. III, abth. 2, § 456-555, et Ann. d'ocul. 1858, t. XXXIX, pp. 228-279). — Sichel père, mémoire sur le glaucome, Ann. d'ocul., t. VI, p. 213 et t. VII, p. 17. — Monographie de MM. Warnatz, Ueber (Leipzig, 1844, et Hoffmans (Archiv für Augenheilkunde, t. VIII, A. II, p. 124).

CHAPITRE Ier

DE GLAUCOME AIGU

§ I. *Symptômes physiologiques*. — 1re période · ou période de prodrome.

Le glaucome aigu se manifeste quelquefois sans qu'aucun symptôme précurseur soit venu en annoncer l'apparition, mais ce cas est excessivement rare, et, le plus souvent, l'attaque est précédée de plusieurs signes. Selon M. de Graefe, ces signes prodromiques, que je vais décrire, ne manquent que dans la proportion de 25 à 30 cas sur 100.

Le premier symptôme prodromique est le plus souvent un état de presbytie qui va toujours en augmentant. On voit quelquefois se déclarer une véritable hypermétropie. Les malades ne commencent à s'apercevoir que leur vue se fatigue que lorsqu'ils veulent travailler; ils cherchent alors un secours dans l'emploi de verres convexes : on reconnaît facilement qu'ils sont devenus presbytes. Notons que si la presbytie se déclare chez un individu jeune et si elle a une marche progressive, on ne doit pas la considérer comme un des symptômes prodromiques du glaucome.

Le second symptôme, c'est que le malade voit des cercles irisés autour de la flamme d'une bougie. Ce phénomène doit être rapporté à des troubles intra-oculaires plutôt qu'à une irritation de la rétine. On voit, il est vrai, ce phénomène se développer dans le cours d'une conjonctivite catarrhale (Desmarres), et dans la conjonctivite lacrymale (Galezowski). Mais, dans l'une comme dans l'autre de ces dernières affections, ce phénomène est provoqué par la réfraction vicieuse et la dispersion des rayons lumineux qui traversent les couches de larmes accumulées sur le bord des paupières et forment sur la cornée des prismes décomposant la lumière. Ainsi ce phénomène est presque constant dans le glaucome aigu et chronique, mais il manque toujours dans le glaucome simple non inflammatoire.

Le troisième symptôme prodromique est constitué par des troubles de la vue qui affectent surtout le champ visuel. Pendant tout ce temps, le malade voit les objets dans un brouillard qui va toujours en augmentant d'intensité. Ces troubles de la vue ne peuvent durer que quelques minutes; d'autres fois, ils persistent plusieurs heures et même plusieurs jours et se produisent facilement, surtout quand la tête est congestionnée.

Enfin, le glaucome aigu est accompagné de douleurs ciliaires qui occupent le front et les tempes et surviennent sous forme d'attaques assez régulières et qui sont plus ou moins en rapport avec les autres symptômes prodromiques que je viens de décrire. Ces douleurs, selon M. de Graefe, sont occasionnées par le tiraillement des nerfs ciliaires à la suite de l'augmentation de la pression intra-oculaire de l'œil.

Tous ces symptômes prodromiques, qui constituent la première période du glaucome peuvent précéder pendant un temps plus ou moins long l'attaque glaucomateuse.

Il se passe généralement, selon les récits des malades, un laps de temps entre la première apparition de ces symptômes et l'attaque ou période d'état. Ce temps est extrêmement variable ; mais la maladie peut aussi bien éclater tout d'un coup sans qu'elle soit précédée ou annoncée par aucun des symptômes précurseurs décrits plus haut.

PÉRIODE D'ÉTAT.

Le glaucome aigu peut se déclarer, comme nous l'avons dit plus haut, d'une manière subite, sans signes prodromiques, et alors être appelé glaucome foudroyant, ou bien, ce qui est plus fréquent, il survient après une durée plus ou moins longue de symptômes précurseurs.

Sous l'influence des causes qui nous échappent, le malade est pris d'une douleur excessive, violente, dans l'un des yeux ou dans tous les deux en même temps. Cette douleur est lancinante, s'irradiant d'abord au pourtour de l'orbite, puis se communiquant successivement à toutes les branches de la cinquième paire. On voit les malades se plaindre de douleurs névralgiques intolérables dans la cinquième paire présentant les points caractéristiques : au front, à la tempe, à la joue, sur le nez, souvent dans les mâchoires supérieures et inférieures tout entières, ainsi que dans les dents molaires et au menton. A mesure que la maladie se prolonge, les névralgies envahissent toute la moitié de la tête et peuvent quelquefois simuler des hémicrânies. C'est pourquoi il importe beaucoup au praticien de surveiller attentivement la marche de ces névralgies et d'examiner scrupuleusement l'état des membranes oculaires, toutes les fois qu'il s'agit des névralgies orbitaires ou hémicraniennes. Il est facile de se rendre compte de ces douleurs : le tiraillement des nerfs ciliaires est transmis au point d'émergence de la cinquième paire; mais, pour être perçues au point de départ, il leur faut suivre une marche en retour. Sur leur chemin, elles rencontrent le ganglion de Gasser et ses trois branches principales, d'où résulte l'irradiation des douleurs sur chacune de ces trois branches. On a vu des malades se tordre dans des douleurs atroces et proférer des cris déchirants pendant la période aiguë; mais on se trompe beaucoup si l'on croit que des douleurs aussi violentes existent toujours dans le glaucome. Bien des fois, la maladie prend tout à fait le cachet de glaucome aigu, sans que les névralgies arrivent à la période et au degré d'intensité indiqué plus haut.

Ces douleurs viennent par crises, soit le soir, soit le matin, durent quelques heures et se dissipent dans la journée pour reparaître avec une plus grande intensité à l'approche de la nuit. Le sulfate de quinine et la belladone, etc., peuvent calmer en partie ou en totalité ces douleurs névralgiques, qui disparaissent même spontanément après une durée plus ou moins longue, mais reviennent bientôt sous forme d'une nouvelle crise.

II. *Cercles irisés*. Dans cette période, de même que dans la période prodromique, les malades accusent la perception des cercles irisés autour de la flamme d'une bougie. Mais ces cercles colorés sont moins nets que ceux qui tiennent à un trouble plus marqué de la vision en général.

III. *Troubles de la vue.* – La vue subit des changements variés, selon que l'on examine les malades pendant les attaques ou dans les intervalles. Pendant la crise névralgique, le malade perd, pendant un temps variable, l'usage de la vue, à tel point que c'est à peine s'il peut distinguer le jour de la nuit. Mais, à mesure que l'attaque aiguë se calme, le trouble visuel diminue et la vue revient quoique imparfaitement. Une exacerbation des névralgies ciliaires amène la recrudescence des troubles visuels, et, si la maladie se prolonge, la vue peut subir une altération tellement profonde, qu'au bout de quelques jours elle peut être à jamais perdue. Mais il n'est pas rare de voir le trouble de la vue disparaître complétement en même temps que l'attaque aiguë, et l'œil malade revenir à son état précédent. Tous les symptômes se dissipent, l'acuité visuelle normale se rétablit ou à peu près, et le malade se croit guéri. Malheureusement la déception ne tarde pas à venir, et, tôt ou tard, un cortége de phénomènes nouveaux annonce une gravité plus grande qu'au début. L'apaisement des symptômes n'est qu'un temps d'arrêt et nullement le signe de la guérison.

A côté de l'affaiblissement de l'acuité visuelle, on remarque aussi le rétrécissement progressif du champ visuel périphérique ou excentrique ; on le constate surtout après une ou plusieurs attaques, et lorsque la maladie a duré un certain temps.

Notons que, dans tous les cas de rétrécissement du champ visuel, concentrique ou excentrique, il y a toujours deux parties ou zones distinctes que nous appelons, l'une, c'est-à dire celle qui est située au centre, zone lumineuse ou de netteté, l'autre, zone nébuleuse

ou de brouillard. Ces deux zones sont généralement
très-circonscrites et ont deux contours très-tranchés. Il
est bien entendu que le rétrécissement excentrique peut
occuper toutes les positions et peut aussi bien exister
en haut qu'en bas, en dehors qu'en dedans; seulement
il est à remarquer que, dans l'immense majorité des
cas, c'est la vision de la partie supérieure qui s'abolit la
dernière.

Pour procéder à l'examen du champ visuel d'un malade avec de la craie, l'observateur trace sur un tableau
noir, et à peu près à son centre, une croix ayant autant
de longueur dans un sens que dans l'autre, et ayant au
moins trois centimètres de plan sur six ou huit de long.
Il faut placer son malade à une distance environ de
deux pieds du tableau, ensuite on l'engage à fermer l'un
des yeux et à regarder attentivement avec l'autre la
croix tracée sur le tableau; puis on cherche à déterminer de suite les quatre points cardinaux du champ visuel. Pour cela, il faut promener sa main, armée de la
craie, directement en haut, en bas, en dehors et en dedans; il faut aussi chercher les points où la main est
vue nettement ou nébuleusement par le malade auquel
on doit avoir soin, au reste, de bien recommander de
ne jamais distraire son attention de la croix centrale du
tableau. Cela fait, et ces quatre points bien déterminés,
l'observateur part de l'un de ces points et cherche tous
ceux qui sont intermédiaires entre ce dernier et le suivant, en notant toujours l'endroit où sa main est vue
encore nettement. Il procède ainsi sur tous les autres
points, et il obtient d'après cette manœuvre la limite de
l'étendue du champ visuel en réunissant les quatre
points cardinaux avec les points intermédiaires par plusieurs lignes; on a alors une figure qui présente exactement l'étendue du champ visuel.

Mais il ne faut pas oublier que le champ visuel présente physiologiquement des échancrures dans différentes directions, et que, de l'existence de ces échancrures, résultent des modifications correspondantes dans le champ visuel normal. Ainsi, vers le côté interne et inférieur, il y a une diminution du champ visuel qui est occasionnée par la saillie du nez; une diminution analogue existe dans le champ visuel supérieur : celle-ci est produite par la saillie du bord sourcilier. Partout ailleurs le champ visuel s'étend très-loin, et le moindre rétrécissement, dans un sens ou dans l'autre, se rapporte nécessairement à une affection oculaire; aussi, devra-t-il être pris en sérieuse considération.

M. de Graefe avait signalé la diminution du champ visuel dans le glaucome chronique; elle était surtout prononcée du côté interne. D'après le relevé clinique fait par le docteur Laqueur (1), il résulte que, dans le tiers des cas, le champ visuel reste normal, tandis que, dans les autres cas, il est rétréci, tantôt du côté externe, tantôt des deux côtés, c'est-à-dire externe et interne; tantôt, enfin, de tous les côtés. Cette dernière variété est très-rare à observer dans le glaucome aigu et dans le glaucome simple; mais on l'observe, au contraire, dans le glaucome chronique.

Dans les cas de glaucome aigu et chronique, où il m'a été permis d'observer la diminution du champ visuel, à la clinique de Sichel, j'ai toujours trouvé que le rétrécissement occupait le côté interne du champ visuel, et qu'en général le rétrécissement était beaucoup plus prononcé dans les angles de l'œil, et surtout dans l'angle supérieur ou dans l'angle inférieur. Ce signe est très-caractéristique, et il pourra nous servir, surtout

(1) Laqueur, Ann. ocul., p. 33, 1869.

lorsqu'il s'agira de définir la marche progressive de la maladie. En effet, à mesure que l'excavation augmente et que l'atrophie devient plus prononcée, le champ visuel se rétrécit davantage, et il y a urgence d'intervenir.

Les malades attendent jusqu'au dernier moment et jusqu'à ce qu'il y ait une inquiétude sérieuse pour la vue. Le chirurgien devant une opposition de la part du malade peut quelquefois attendre un certain temps en surveillant de près la marche du glaucome; mais, dès que la diminution du champ visuel prendra une extension plus grande, on devra intervenir ; c'est dans ces cas surtout que l'examen du champ visuel aura sa grande utilité pratique.

IV. *Etat de la réfraction chez les glaucomateux.* — Pour déterminer l'état de la réfraction chez les sujets atteints de glaucome, nous devons établir des données générales sur l'état primitif ou normal de l'œil avant l'attaque glaucomateuse; ensuite, examiner les cas morbides de la réfraction pouvant favoriser ou arrêter le développement de la maladie, et enfin, faire connaître les arguments qui ont été produits sur ce sujet.

M. Laqueur parle de soixante-treize cas de glaucome dans lesquels il a examiné l'état de la réfraction : ces cas ont été classés par lui en trois catégories.

1° Les cas d'emmétropie et d'hypermétropie légère.

2° Ceux d'hypermétropie d'au moins un trentième.

3° Enfin, ceux de myopie, même les plus faibles. Il résulte de sa statistique que l'emmétropie et l'hypermétropie à un degré léger forment un quart, la myopie un autre quart et l'hypermétropie moyenne et forte la moitié des cas.

Quels sont les rapports qui existent entre l'état de la réfraction de l'œil et le développement du glaucome?

Il y a là-dessus deux opinions différentes. Quelques auteurs prétendent que les yeux hypermétropes prédisposent au développement du glaucome; tandis que d'autres affirment que c'est le glaucome qui engendre l'hypermétropie. Disons de suite que ces deux opinions sont purement théoriques, car, ni l'une ni l'autre n'a été confirmée par la clinique journalière; ajoutons seulement que, dans l'immense majorité des cas, on voit apparaître l'hypermétropie ou plus exactement la presbyopie, longtemps avant que les symptômes caractéristiques du glaucome se déclarent, comme nous l'avons démontré dans la période prodromique.

D'un autre côté, M. de Graefe (1) a mentionné quelques observations dans lesquelles l'hypermétropie avait disparu après l'iridectomie, de sorte qu'à la suite les yeux sont devenus emmétropes.

Il est bien évident que le changement du globe, qui est l'effet positif de l'augmentation de la pression interne, doit amener une altération de l'état de la réfraction de l'œil; c'est sur cette donnée que M. Helmholtz fait asseoir sa théorie; cependant, les expériences faites sur des animaux n'ont pas donné de résultats suffisamment justificatifs. D'un autre côté, les changements de rapports qui s'opèrent dans l'œil, ainsi que l'exagération de la tension intra-oculaire, amènent une hypermétropie plus ou moins forte.

Enfin, les conclusions que nous pouvons tirer de tout ce qui précède sont que :

1° Dans la majorité des cas l'œil est hypermétrope.

2° Le glaucome s'observe moins souvent dans les yeux myopes atteints de staphylome postérieur.

3° L'hypermétropie peut disparaître dans la plupart

(1) De Graefe, Archiv für Ophth., IV, 2, p. 49

des cas à la suite de l'iridectomie, ainsi que le prouvent les faits rapportés par M. de Graefe.

V. *Larmoiement.* — Ce phénomène est dû à la névrose de la cinquième paire. Par son mécanisme, que nous avons indiqué, on comprend que la compression et l'irritation que subissent les nerfs ciliaires se transmettent facilement aux autres branches de la cinquième paire. Le larmoiement devient plus prononcé au moment où les douleurs névralgiques arrivent à leur maximum d'intensité comme on l'observe, dans la névralgie simple; elle est intense et presque contenue pendant toute la période de l'attaque aiguë inflammataire; elle se calme et disparaît même complétement dans la période chronique.

VI. *Photophobie.* — Ce phénomène doit, au début, être rapporté à une surexcitation du système nerveux; puis, l'augmentation de la pression interne de l'œil fait, par action réflexe, craindre la lumière au malade et le pousse à la fuir. Cette photophobie n'est pas constante et accuse des formes de périodicité. Elle peut pourtant manquer complétement, de même que les signes précédents, surtout si les névralgies ciliaires n'ont pas atteint un très-grand degré d'intensité.

En résumé, parmi les signes physiologiques du glaucome, indiqués plus haut, il y en a un certain nombre, notamment les signes d'arc-en-ciel, le trouble de la vue et les névalgies périodiques qui ont un cachet propre pathognomonique; d'autres, au contraire, ne sont dus qu'à une irritation des nerfs ciliaires, tels que : photophobie, larmoiement, que l'on rencontre dans les kératites et les iritis, etc.

§ 2. *Symptômes anatomiques.* — Nous suivrons, dans cette étude, l'ordre anatomique et nous passerons en revue les différentes lésions que présentent les diverses membranes de l'œil et ses milieux réfringents.

I. *Conjonctive.* — Cette membrane présente une injection plus ou moins considérable, mais surtout un état de réplétion manifeste du système veineux sous-conjonctival. Aussi voit-on survenir fréquemment, au moment de l'attaque, un gonflement et un soulèvement particulier de la conjonctive accompagnés d'une suffusion séreuse, sorte de chémosis caractéristique, qui a longtemps fait nommer le glaucome aigu ophthalmie artéritique (Beer) ou veineuse (Sichel père).

Dans une attaque aiguë et très-violente du glaucome, la rougeur de toute la conjonctive bulbaire devient excessivement prononcée, la sclérotique est complétement cachée sous cette rougeur uniforme ; souvent le chémosis séreux est tellement développé qu'il peut faire supposer 'existence d'une ophthalmie catharrale ou d'une iritis et il n'y a que les autres signes fournis par l'examen de l'iris et de la cornée qui permettent le diagnostic.

II. *Cornée.* — Nous avons à étudier du côté de la membrane cornéenne deux phénomènes principaux :

1° Son anesthésie ;

2° Les changements qui s'opèrent dans sa forme ainsi que dans son tissu propre :

1° *Anesthésie.* — La sensibilité normale de la cornée peut présenter des modifications jusqu'à une entière abolition dans le glaucome. En effet, quand on fait promener des petits corps sur la surface cornéenne à l'état normal, on produit une douleur vive avec clignement des paupières dû à ce que la terminaison des nerfs cornéens a lieu librement à la surface de l'épithélium, ainsi que l'a démontré le professeur Conheim (1).

(1) Conheim, Archiv de Virchow, t. XXXVIII.

Dans le glaucome, ce sentiment n'est plus perçu ; en un mot, la cornée reste insensible aux attouchements des corps étrangers.

2° *Changement de forme et de structure.* — La cornée s'aplatit ; sa courbure se rapproche de la sclérotique et s'affaisse. Cet aplatissement s'aperçoit en général quand on examine l'œil malade obliquement devant une fenêtre, comme le conseille M. le professeur Gosselin, et quand on le compare à l'œil sain, étudié par le même procédé. Nous indiquerons un autre moyen pour apprécier l'aplatissement cornéen, il consiste à présenter alternativement une lumière au devant de chaque œil et à mesurer la grandeur relative des deux images réfléchies. Il est bien évident que la courbure des deux cornées étant devenue inégale, le volume des deux images différera au profit de celle qui sera réfléchie par la cornée la moins convexe. La cornée, quoique transparente, a perdu son poli et son luisant ; elle est terne, chagrinée ; sa surface ressemble à un verre sur lequel on aurait soufflé. Ce sont les couches épithéliales qui sont soulevées par suite de la compression et de la gêne de nutrition que subit cette membrane. Cet état peut devenir beaucoup plus grave ; la cornée perd de sa transparence par places ; des taches blanchâtres simulant des abcès y apparaissent même quelquefois ; on y voit des ulcérations résultant du trouble de nutrition de la membrane cornéenne.

III. *Chambre antérieure.* — On est généralement surpris de ce reflet terne que l'œil présente à l'observateur et qui résulte du défaut de brillant de la cornée, dont la couche épithéliale est rugueuse, comme nous l'avons dit.

Le diamètre antéro-postérieur de la chambre antérieure est diminué à cause de l'aplatissement de la membrane cornéenne et de la propulsion de l'iris en avant; la chambre semblerait complétement disparue. Dans des cas très-rares, la chambre antérieure conserve sa dimension.

L'humeur aqueuse est augmentée à la suite de l'hypersécrétion qui se fait aux dépens de la choroïde et de la membrane uvéale (1). Elle est plus ou moins trouble; selon l'intensité de l'inflammation interne, et contient des flocons plus ou moins nombreux qui la rendent plus trouble et empêchent, par conséquent, l'examen du fond de l'œil.

IV. *Iris.*—Les altérations que présente le diaphragme iridien ont une grande valeur dans le diagnostic et surtout dans le pronostic de la maladie. Ces altérations portent sur la couleur, la position et la texture de cette membrane. L'iris présente une décoloration plus ou moins complète, tantôt partielle, tantôt générale. Au début de la maladie l'iris est pâle, terne, sans éclat et semble avoir perdu de sa couleur par l'effet du lavage. Weller (2) et Sichel (3) ont signalé que l'iris sans signes inflammatoires se décolore et prend une teinte pâle; ils ont noté que les yeux bruns sont exposés à la maladie et que, dans ce cas, la couleur foncée de l'iris se change en bleu grisâtre sale et sans éclat. Nous ne saurions appuyer cette assertion, car, d'après nos observations personnelles, les yeux bleus et bruns sont également frappés de cette affection.

Position. — Dans l'état physiologique, l'iris est placé

(1) L. Wecker, Traité des maladies des yeux, t. I, p. 451.
(2) Traité théorique et pratique des maladies des yeux, t. I, p. 346.
(3) Sichel, Inoc. ophth., p. 102.

perpendiculairement entre le cristallin et la cornée ;
dans l'état pathologique, au contraire, il se trouve pro-
jeté en avant ; quelquefois même, il touche la face postérieure de la cornée. Dans ce cas, l'iris présente la
forme d'un entonnoir, dont la convexité regarde en
avant et la concavité regarde en arrière ; ce phénomène
est en rapport avec le degré plus ou moins grand de la
pression intra-oculaire, ainsi qu'avec l'hypersécrétion
du fond de l'œil.

Texture de l'iris. — L'iris perd sa structure fibrillaire ; il s'amincit ; la couche pigmentaire disparaît par
place ou totalement et laisse alors la trame iridienne
à nu. L'iris prend une teinte gris ardoisé plus ou
moins prononcée, selon la forme de la maladie.
Dans la forme chronique surtout, il y a des adhérences, qui ont pour effet de déformer l'ouverture
pupillaire.

Pupille. — Dans la forme aiguë, la pupille est dilatée et transversalement ovalaire ; elle paraît paresseuse à l'action de la lumière, dans ses mouvements de
dilatation et de contraction. Mais, à mesure que la maladie fait des progrès ou si elle devient chronique, l'iris
s'immobilise et la pupille dilatée prend une forme irrégulière.

V. *Aspect du champ pupillaire et du fond de l'œil.* —
Dans le glaucome aigu, le champ pupillaire conserve
presque toujours son aspect franchement noir ; dans
les autres formes, la pupille, ainsi que le fond de l'œil,
présente un aspect glauque. Cette couleur a beaucoup
préoccupé les anciens auteurs, qui ont voulu la donner
comme un des symptômes pathognomoniques du glaucome ; aujourd'hui cette opinion n'a aucune valeur

justement à cause de cette circonstance que l'on a reconnu, ainsi que nous l'avons établi plus haut, que
dans un grand nombre de cas, le glaucome existe sans
que la pupille prenne la couleur glauque. Cette couleur
n'est qu'un phénomène de réfraction que subissent les
rayons lumineux lorsqu'ils traversent le milieu réfrin-
gent troublé et infiltré. Ce phénomène se rencontre
non-seulement dans le glaucome, mais, bien souvent
aussi, chez les personnes âgées qui ont la pupille dilatée et dont le fond de l'œil est pigmenté.

VI. *Tension du globle oculaire*. — Ce phénomène est
un des premiers effets de l'état glaucomateux et précède bien souvent l'apparition de la maladie : il a donc
une grande valeur dans la pratique pour ces affections.
M. Bowman conseille de déterminer l'état de tension
de l'œil toutes les fois qu'un malade se plaint d'un
affaiblissement de la vision.

Pour déterminer le degré de tension de l'œil, plusieurs procédés ont été employés. Je préfère, à l'exemple de M. Bowman, l'application de doigts intelligents ;
je donnerai cependant un bref aperçu des instruments chirurgicaux qui ont été inventés dans ce but
par M.M. de Graefe, Donders et Hamer, ainsi que de
D'or.

On détermine le degré de la tension à l'aide de l'application des doigts, en faisant usage des deux premiers doigts appliqués sur la paupière supérieure
légèrement fermée ; un de ces doigts fixe l'œil, en appuyant doucement sur lui , l'autre apprécie le degré
de tension ; ce degré peut aussi être apprécié par les
deux doigts agissant de concert. On recommande au
malade de fermer doucement les yeux, comme s'il était
endormi. Les deux doigts sont appliqués sur la partie

supérieure de l'œil, derrière la cornée. La contraction
du muscle orbiculaire des paupières déterminerait une
tension momentanée, qui pourrait gêner l'exactitude
de l'examen. La pratique répétée donne au sens du
toucher une grande sûreté de mensuration.

Il est-très utile dans la pratique des affections glaucomateuses de l'œil, dit M. Bowman (1), de distinguer
neuf degrés de tension qu'il désigne par des signes
spéciaux :

T. représente la tension.

T. N. la tension normale.

« Le point d'interrogation (?) indique un doute dont
nous sommes souvent forcés de nous contenter. Les
nombres qui suivent la lettre T. indiquent le degré
d'augmentation de la tension ; si le T. est précédé du
signe —, cela indique une diminution de pression.
Exemple.

T. 3, troisième degré de tension, ou tension extrême ;
une forte pression ne peut faire céder l'œil.

T. 2, deuxième degré ou tension considérable.

T. 1, premier degré, augmentation légère, mais positive de la tension.

T. 1 ?. indique qu'il y a doute sur l'augmentation
de la tension.

T. N. tension normale.

— T. 1 ? exprime un doute sur la diminution de la
tension.

— T. 1, premier degré, diminution légère, mais positive de la tension.

— T. 2, degrés successifs de la diminution de tension.

— T. 3, diminution jusqu'au point où les doigts
affaissent complétement les tuniques oculaires.

(1) Ann. d'ocul.. p. 29, t. XLIX, 1863.

Quant aux instruments chirurgicaux, inventés par les auteurs cités précédemment, je crois pouvoir dire que, jusqu'à ce moment, rien n'a été trouvé qui mérite d'être recommandé d'une manière absolue; cependant, nous donnons, comme base de théorie de ces sortes de mensurations instrumentales, le procédé de M. le professeur de Graefe (1), qui a mis le premier en pratique un instrument destiné à déterminer le degré de tension du globle oculaire.

Cet instrument se compose d'une tige mobile dans un curseur vertical et dont la tête soulève un levier, dont l'extrémité libre court sur un arc de cercle gradué destiné à en mesurer les excursions. La tige mobile se termine inférieurement par un petit disque de quelques millimètres ; elle est mise en contact par cette extrémité inférieure perpendiculairement avec l'une des extrémités de la surface scléroticale. Le cur-séur, qui la contient, est, d'ailleurs, fixé sur deux points d'appui solides pris sur l'orbite et l'os malaire.

L'extrémité supérieure de la même tige est retenue par le levier mobile, et, si l'on appelle résistance la force développée par la réaction du globe, on dira que cette résistance a sur le levier son point d'application tout près du point d'appui du levier et entre celui-ci et la puissance. Cette puissance est représentée par un certain poids normal fixé à l'extrémité libre ou longue de la branche du levier. Cet instrument, d'après ce qui précéde représente un levier du deuxième genre entre le poids étalon considéré comme puissance et la pression intra-oculaire comme résistance.

On comprend sans peine qu'une relation proportion-

(1) Compte-rendu d'une communication faite par le professeur de Græfe de Berlin à la clinique de M. le D\u1d63 Leibreich, le 16 mai 1863, Ann. d'ocu\u1d62, XLIX, p. 197 par le D\u1d63 Giraud-Teulon.

nelle puisse être établie par l'expérience entre la puissance et la résistance et qu'on arrive ainsi à exprimer la moyenne réaction du globe ou la pression normale intra-oculaire et fournir, par suite, une unitépour l'application comparative des réactions anormales ou l'accroissement pathologique de la pression intra-oculaire.

Deux inconvénients ont empêché la vulgarisation de l'instrument de M. de Graefe, ainsi qu'il l'a remarqué lui-même; ce sont : la difficulté, d'abord, de s'assurer de la perpendicularité de la tige sur la surface sphéroïdale du globe; ensuite, le refoulement de ce dernier dans les graisses de l'orbite pendant l'application de l'instrument.

M. de Graefe a conseillé, pour remédier à l'enfoncement du globe, de le maintenir à l'aide des deux piques de Pamard, afin de le susprendre pendant l'application de l'instrument ; mais, cependant, il préfère, comme nous, les renseignements donnés par la pratique personnelle du tact du toucher, ainsi que nous l'avons démontré d'après M. Bowman.

Les instruments de MM. D'or et de Donders sont analogues à celui que nous venons de décrire; ils présentent les mêmes inconvénients et leurs avantages sont si peu démontrés que nous ne croyons pas possible l'introduction de ce tonomètre dans la pratique journalière.

L'examen à l'ophthalmocospe, presque toujours impossible dans le courant de l'attaque, devient praticable pendant une période de rémission.

Il n'est pas rare de rencontrer, au début de l'affection, un degré plus ou moins intense de choroïdite, dont la présence se revèle à l'ophthalmoscope par une grande quantité de lignes rouges légèrement convexes s'entrecroisant un grand nombre de fois, en affectant cependant la disposition d'un treillage losangique à dispositions assez régulières. Ces lignes rouges interceptent, par conséquent, entre elles des espaces de forme indéterminée et variable, de couleur brune ou noirâtre, due à la présence de la couche pigmentaire de la choroïde au devant de laquelle la couche capillaire se trouve située. Ces vaisseaux rouges et convexes sont la cause du trouble de la vision qui se produit dans le commencement du glaucome, parce que, en se gorgeant de sang, ils augmentent l'épaisseur de la choroïde et, par conséquent, la rétine se trouve comprimée entre elle et le corps vitré; il en résulte naturellement, quoique cette compression ne soit pas bien grande, un certain trouble de la vision suffisant pour inquiéter beaucoup le malade.

Quant à la papille du nerf optique, elle est devenue jaune grisâtre; ses veines sont larges et flexeuses; ses artères présentent des battements spontanés que nous décrirons plus loin. Mais, le fait capital est que la papille *n'est pas excavée* et ne le devient que lorsque les attaques glaucomateuses se sont répétées; ou bien, lorsque la maladie a une disposition à passer à l'état chronique qu'il serait possible d'observer cette dernière altération : aussi nous la décrirons dans la forme chronique.

§ 3. *Symptômes généraux.* — Nous avons eu l'occasion de parler, dans la période prodromique, des douleurs ciliaires plus ou moins intenses, selon la gravité de la maladie, c'est-à-dire selon le degré de l'inflammation interne; or toute inflammation locale s'accompagne presque toujours d'une réaction fébrile qui se traduit sur tout l'organisme par divers symptômes, suivant la sensibilité plus ou moins grande de l'organe, et suivant le rôle physiologique qu'il joue dans l'économie; on comprend donc aisément, devant une maladie aussi grave que celle dont nous venons de donner les principaux signes, le désordre qu'elle peut amener dans la santé générale. Les malades éprouvent durant l'accès un mouvement fébrile très-intense ; ils sont tourmentés et effrayés par ces douleurs circum orbitaires, surtout si ces dernières surviennent par surprise, au milieu d'une parfaite santé ; en outre, ils peuvent être pris d'une insomnie insupportable et d'une anorexie complète. Ajoutons qu'à ces symptômes se joignent quelquefois des vomissements opiniâtres ; enfin, les malades se décident à venir consulter le médecin pour les phénomènes oculaires décrits plus haut.

CHAPITRE II.

DU GLAUCOME CHRONIQUE INFLAMMATOIRE.

§ 1. *Symptômes physiologiques.* — La succession des attaques du glaucome aigu détermine le glaucome chronique inflammatoire ; l'attaque glaucomateuse, au moment où on l'observe, a déjà été précédée d'une ou de plusieurs attaques. Dans d'autres cas, la maladie débute sourdement par des douleurs ciliaires intermittentes, des troubles de la vue, enfin par un rétrécissement du champ visuel du côté interne, qui va toujours en augmentant à mesure que l'affection fait des désordres plus grands dans les membranes internes. Ces phénomènes de la période de début persistent toujours et présentent ordinairement des exacerbations qui se manifestent plus particulièrement le soir ; alors, les douleurs circum orbitaires sont continuelles ; cependant, malgré cette surexcitation, les malades pusillanimes ne songent pas à les rapporter à l'œil. Dans la période d'état, ces phénomènes prodromiques (douleurs, troubles de la vue, rétrécissements du champ visuel) deviennent de plus en plus accentués et attirent l'attention du malade et du médecin. Les douleurs ciliaires sont dues à l'augmentation de la pression interne et à la résistance qu'offrent les enveloppes de l'œil et, par conséquent, au tiraillement des nerfs ciliaires.

Les troubles de la vue se manifestent ainsi : Au milieu de la journée, ou le plus souvent vers le soir, le malade voit les objets à travers un brouillard plus ou moins épais; de plus, en fixant la flamme d'une bougie, il aperçoit des cercles irisés ou des arcs-en-ciel ; quelquefois, après un laps de temps variable, la vue s'éteint et se détruit pour toujours. La diminution du champ visuel, qui est un caractère pathognomonique de cette forme, est toujours en raison directe de l'altération du nerf optique. Le champ visuel commence à se rétrécir du côté interne ; puis le rétrécissement s'étend, en haut, dans l'angle supérieur, et, en bas, dans l'angle inférieur; de sorte qu'à un degré plus avancé de la maladie le champ visuel se trouve réduit à une simple fente, plus étroite du côté interne que du côté externe.

On remarque presque toujours une hypermétropie due au raccourcissement de l'axe optique, par suite de l'augmentation de la pression intra-oculaire. La tension du globe est très-considérable; l'œil ressemble, comme l'a fort bien dit M. Desmarres, à une bille de marbre que l'on sentirait à travers la peau d'un gant.

Symptômes anatomiques.

La conjonctive palpébrale est peu injectée; l'altération étant principalement concentrée sur la conjonctive bulbaire, nous étudierons les modifications que présente cette dernière. Cette membrane offre un aspect grisâtre, quelquefois plombé; elle est parsemée de vaisseaux saillants, tortueux, comme variqueux, qui se rendent flexueusement près des pourtours de la cornée; là, ils forment, en s'anastomosant entre eux, des arcades dont la convexité est dirigée généralement en dehors et s'arrête à 1 ou 2 millimètres au bord de la cornée.

La sclérotique présente des altérations différentes selon le degré et la variété de la maladie. Au début de l'affection, la sclérotique perd sa couleur normale blanc nacré; tandis qu'à une période avancée elle prend une couleur blanc de cire, grisâtre ou bleuâtre, surtout quand il y a distension de la membrane scléroticale. Cette différence de coloration est due à l'atrophie progressive de tissus cellulaires sous-conjonctivaux; au fur et à mesure que la maladie s'avance, la sclérotique présente d'autres altérations qui marchent progressivement et qui varient selon le degré plus ou moins intense de la pression intra-oculaire et de la résistance de la part de la sclérotique. Nous aurons à nous étendre sur ces différentes altérations, lorsque nous parlerons des staphylômes antérieurs et postérieurs; nous renvoyons le lecteur au chapitre consacré aux complications des affections glaucomateuses de l'œil.

La cornée perd son brillant naturel, se ternit, et semble dépolie; si l'on fait miroiter l'œil, on observe que la couche épithéliale est soulevée; dans d'autres cas on voit, à l'aide de l'éclairage latéral, un épanchement fibreux-albumineux interstitiel. Signalons encore que c'est dans cette forme que la cornée est insensible aux attouchements.

La chambre antérieure diminue de capacité, autant par l'aplatissement de la cornée que par la saillie qu'y forment l'iris et le cristallin poussés par la pression interne. L'humeur aqueuse est trouble, l'iris se contracte jusqu'à ne plus représenter qu'un limbe étroit, d'où l'extrême dilatation de la pupille; l'iris prend en outre une teinte enfumée et se décolore de plus en plus, selon les progrès de la maladie.

La pupille se dilate régulièrement et reste insensible à l'action de la lumière; l'ouverture pupillaire présente le plus souvent une forme transversalement ovalaire, à moins qu'il n'existe des adhérences entre elle et la capsule cristalline, adhérences qui sont les suites des poussées inflammatoires répétées; en outre, la coloration noire de l'ouverture pupillaire prend un aspect sombre, barbouillé et, plus tard, une coloration gris verdâtre; le cristallin s'opacifie.

§ 2. *Signes ophthalmoscopiques.* — L'examen ophthalmoscopique nous rend un service immense dans l'étude du sujet qui nous occupe.

Pour bien faire comprendre les différents phénomènes que l'on observe à l'ophthalmoscope, nous commencerons par fournir quelques données anatomo-physiologiques qui sont, nous le pensons, de la plus haute importance pour expliquer les symptômes pathognomoniques des affections glaucomateuses de l'œil.

PAPILLE PHYSIOLOGIQUE.

Nous savons, d'après les données anatomiques, que l'entrée du bout inférieur du nerf optique dans le segment postérieur du globe se trouve toujours en dedans de la macula lutea, et un peu en haut. Pour bien apercevoir la papille ainsi que ses contours, il faut faire exécuter à l'œil un mouvement de rotation de dehors en dedans.

En examinant l'œil à l'éclairage ophthalmoscopique,

simple ou direct, et à une certaine distance de l'œil observé, on voit à un moment donné que le reflet rouge
du fond de l'œil prend une coloration blanchâtre aussitôt que la papille du nerf optique se trouve dans la
direction de l'axe visuel de l'observateur. Il est de la
plus haute importance de maintenir l'œil observé dans
cette position pour bien apprécier l'aspect, la forme et
les contours de la papille. Pour cela, on placera la lentille biconvexe n° 2 devant l'œil, et on regardera à travers le trou du miroir dans la même direction. C'est
alors qu'on apercevra la papille avec ses vaisseaux. Si
la position de l'œil observé ou si la direction de l'axe
visuel de l'observateur venait à subir une déviation, on
n'aurait qu'à poursuivre attentivement un vaisseau rétinien quelconque dans une direction opposée à sa
bifurcation pour retrouver la position claire et nette de
la papille.

Dans l'état normal, la papille du nerf optique s'offre
à l'œil de l'observateur sous une forme plus ou moins
arrondie et d'une couleur blanc rosé brillant, quelquefois rougeâtre.

L'âge des individus, le mode de distribution des vaisseaux rétiniens, l'éclairage plus ou moins intense du
fond de l'œil, sont autant de causes qui influent beaucoup sur les différentes colorations que la papille du
nerf optique peut offrir à l'œil de l'observateur. Chez
les individus très-bruns, dont la choroïde possède une
couche pigmentaire très-abondante, la papille se trouve
entourée d'un cercle noir, dû à la trop grande pigmentation de la choroïde, et la papille paraît plus blanche,
tandis que le contraire s'observe chez les individus
blonds, chez lesquels, par conséquent, elle paraît moins
éclatante et n'est pas aussi bien limitée que chez les
premiers. Du reste, la coloration normale de la papille

n'est pas uniforme dans tous les cas. Ses contours, dans l'état physiologique, présentent aussi des modifications qui sont dignes d'appeler l'attention.

A l'état normal, la papille est limitée par deux cercles concentriques. Le cercle externe ou choroïdal est d'un blanc grisâtre et n'est visible qu'à travers la couche des fibres nerveuses; moins cette couche sera transparente, moins aussi ce cercle sera visible. L'anneau choroïdal, qui entoure le nerf optique à son entrée, présente aussi des différences, ainsi que nous l'avons exposé plus haut.

Le cercle interne est d'un blanc rosé qui paraît dû à la facilité avec laquelle la lumière pénètre à travers les faisceaux de fibres nerveuses en cet endroit, pour être ensuite réfléchie par la lame criblée.

Lorsque l'œil de l'observateur sera bien disposé pour apercevoir les divers phénomènes que nous venons de décrire, on constatera, en outre, l'émergence des vaisseaux de la papille. Ces vaisseaux sont l'artère et les veines centrales de la rétine. L'origine de ces vaisseaux se trouve souvent dans le centre de la papille, mais le plus souvent vers son côté interne.

Les branches principales des artères et des veines se dirigent d'abord en haut et en bas et s'étalent sur le fond de l'œil en se subdivisant; on voit encore quelquefois des petits vaisseaux sortir de la périphérie du nerf optique pour s'enfoncer dans la rétine.

Le point d'émergence de ces vaisseaux est quelquefois unique; dans d'autres cas, la division de ces vaisseaux se fait plus profondément dans l'épaisseur du nerf optique et alors chacune des branches sort isolément : ajoutons que ce dernier cas s'observe moins fréquemment que le premier.

Quoiqu'il existe une ressemblance entre les deux

vaisseaux; il nous est donné de distinguer l'artère de la veine, à l'aide de l'éclairage direct ou par le procédé de l'image renversée. L'artère est d'une couleur rouge vif et beaucoup plus claire; sa direction est sensiblement rectiligne depuis son origine du centre de la papille jusqu'à la périphérie; elle présente l'aspect d'un cordon plus ou moins rouge, offrant dans tout son trajet des bords plus foncés que le centre, et qui sont dus à la présence de la troisième tunique. Les veines, au contraire, sont plus volumineuses, d'une couleur rouge foncé; leur direction est flexueuse et leur calibre présente les irrégularités sur lesquelles nous insisterons plus loin. Elles présentent de plus la même coloration sur les bords qu'au centre.

Ces vaisseaux, dont je viens de parler, pourront être le siége d'un double phénomène très-remarquable, observé à l'aide de l'ophthalmoscope; je veux parler du pouls veineux et du pouls artériel.

Pouls veineux. — Ce phénomène physiologique, qui consiste dans la pulsation des veines, n'est pas toujours visible; il ne s'observe jamais au delà de la limite de la papille et est le plus souvent borné au point d'émergence du vaisseau veineux. On le perçoit nettement à l'une ou à l'autre branche principale des veines un peu aplaties. C'est immédiatement après le pouls radial que l'on voit la veine se gonfler progressivement à partir de la périphérie et, après un court intervalle, se rétrécir sans se vider complétement.

MM. Ed. Jaeger, Coccius, de Graefe et Donders (1) ont proposé des explications de ce phénomène; nous devons à M. Donders celle que nous allons ex-

____

(1) Leçons d'ophthalmoscopie par le Dr Schweigger (de Berlin), 1865, p 64.

poser ici. La pulsation veineuse est due à l'augmentation momentanée de la pression latérale des artères, produite par la systole du cœur et communiquée partiellement au corps vitré. C'est donc la compression des veines collatérales, peu importante, il est vrai, mais suffisante, qui apporte une gêne dans le passage de la quantité de sang envoyée dans les artères rétiniennes par la systole du cœur. Il se produit donc dans les veines une espèce d'obstacle qui cesse au moment de l'augmentation de la pression des artères et s'évanouit au voisinage de la systole cardiaque; d'un autre côté, la diminution de la pression du corps vitré, qui résulte de la diastole cardiaque, permet aux veines de se dilater, de sorte que le sang, qui y était accumulé, peut en sortir avec une grande rapidité.

D'après ce mécanisme, on comprend aisément ces alternatives de plénitude et d'affaissement, qui se montrent dans les veines centrales de la papille : à de courts intervalles, les veines, que nous supposons distendues par le sang, perdent peu à peu leur coloration rouge et s'effacent; leur trajet n'est plus alors reconnaissable que par une ligne légèrement rosée; en se dilatant de nouveau, elles reprennent leur volume et leur coloration rouge foncé.

Pouls artériel. — La pulsation des artères centrales de la papille a été observée pour la première fois par M. Ed. Jaeger dans des conditions pathologiques et non physiologiquement comme nous l'avons vu dans le pouls veineux.

Ce phénomène est dû au passage saccadé de l'ondée sanguine dans l'artère, pendant la systole cardiaque, tandis que pendant la diastole le vaisseau se montre affaissé. C'est à M. de Graefe (1) que l'on doit l'explication de ce phénomène, ainsi que la connaissance de l'importance qu'il a pour le diagnostic du glaucome. On peut provoquer la pulsation artérielle toutes les fois qu'une pression suffisante et continue du doigt sur le globe amène des troubles de la circulation rétinienne.

Un fait analogue à celui que nous pouvons produire par la pression avec le doigt apparaît d'une manière spontanée dans les cas de glaucome, c'est la pulsation spontanée de l'artère centrale, que l'on distingue sur la partie de l'artère qui traverse la portion excavée du nerf optique; le pouls artériel est caractérisé par la suppression momentanée de l'ondée sanguine dans une partie de l'artère, qui émerge sur la papille sous l'impulsion nouvelle du cœur; l'ondée sanguine apparaît quelques instants après et se voit à l'ophthalmoscope comme une pulsation rhythmique bien accentuée. La disparition complète momentanée que l'on observe dans l'artère diffère ainsi d'une manière frappante de la pulsation veineuse; les parois artérielles étant rigides et élastiques résistent pendant quelque temps à la pression intra-oculaire; mais, à un certain moment, cette pression devient plus forte que le degré de la résistance de l'élasticité des parois et le vaisseau s'aplatit.

Ce phénomène anormal est le résultat d'une augmentation de la pression intra-oculaire, c'est pourquoi on y attache une grande importance pour le diagnostic du glaucome.

On aperçoit dans la papille, en dehors de l'origine de ses vaisseaux, une tache blanche dont l'étendue est variable et qui est due à la lame criblée.

La particularité anatomique de cette dernière est la

____

(1) Note sur les phénomènes de pulsation des vaisseaux de la rétine. Archiv ophthal., t. I, première partie, p. 382.

suivante : c'est qu'une partie du tissu cellulaire contenu dans le névrilème se dirige vers la périphérie en même temps que les faisceaux des fibres nerveuses contenues dans le nerf optique; ils s'infléchissent ensemble pour se confondre avec la sclérotique; d'autre part, plusieurs fibres de la sclérotique se dirigent vers le nerf optique et le traversent. Il résulte de cette disposition anatomique normale une grande résistance dans le segment postérieur du globe, résistance qui trouve son utilité contre la pression intra-oculaire de l'œil.

Les fibres nerveuses du nerf optique qui traversent la lame criblée ne s'écartent qu'au moment où elles s'élèvent au-dessus des couches extérieures de la rétine; arrivées là, elles s'infléchissent en s'épanouissant pour former sa couche interne. On se rend compte, d'après cette disposition anatomique, que cette tache blanche qui existe au centre de la papille est due à l'irradiation des fibres nerveuses à leur sortie de la lame criblée pour former la couche rétinienne interne. Cet écartement des fibres nerveuses produit nécessairement une petite dépression en entonnoir, constatée par M. Muller, et que les vaisseaux centraux ne remplissent qu'imparfaitement. Dans la région occupée par cette dépression, la lame criblée est très-rapprochée des milieux réfringents, et le tissu conjonctif, qu'elle contient, reflète une lumière plus éclatante que d'autres parties de la papille du nerf optique, ce qui constitue sa limite interne; de plus, la masse des fibres nerveuses est traversée par de nombreux vaisseaux invisibles à l'ophthalmoscope, ce qui explique cette nuance rosée normale à l'entrée du nerf optique. D'après ce qui précède, nous trouvons toujours physiologiquement une petite dépression, ainsi que l'anatomie nous l'a montré. Dans le cas où cette dépresion se trouve développée d'une manière exagérée; on lui donne le nom d'excavation physiologique.

M. Muller a observé plusieurs cas où l'excavation, au lieu d'être au centre du nerf optique, était située plus près de la périphérie du côté de la macula lutea; il explique cela par l'écartement des fibres nerveuses dans la région de la tache jaune.

Cette excavation offre le plus souvent à sa périphérie interne et supérieure un bord excessivement aigu, mais il est de la plus haute importance que jamais le bord de l'excavation physiologique ne se termine avec le nerf optique; ce bord aigu de l'excavation se dessine plus parfaitement du côté du segment interne de la papille que de celui du côté externe, à cause de la disposition anatomique des fibres nerveuses; en effet, les fibres nerveuses s'élèvent du côté interne ou nasal, tandis que, du côté externe, elles s'irradient, en formant des courbes tout autour de la tache jaune avant de s'épanouir dans la rétine; c'est pourquoi l'on voit les vaisseaux centraux former des crochets du côté interne pour atteindre le bord de l'excavation au segment interne de la papille, tandis que ceux qui descendent tout le long des fibres nerveuses sont, pour ainsi dire, raccourcis jusqu'à leur entrée dans la lame criblée et restent même quelquefois complétement cachés. En résumé, toute papille physiologique offre au centre une tache blanche luisante, au milieu de laquelle on voit une petite dépression appelée par M. Sappey cupule de nerf optique. Cette dépression, comme nous l'avons montré anatomiquement, peut acquérir un tel développement en largeur et en profondeur qu'à l'ophthalmoscope on aperçoit une véritable excavation, c'est l'excavation physiologique: dans ce dernier cas la papille se présente sous un aspect blanc, luisant au milieu et rosé vers la circonférence; les vaisseaux centraux changen aussi de di-

rection, car ils contournent le bord aigu de l'excavation
de son côté interne à l'image droite. L'excavation
physiologique s'étend insensiblement du côté de la macula lutea, sans ligne de démarcation, tandis que, du
côté interne (image droite), les fibres nerveuses forment un bord aigu, de sorte que les vaisseaux centraux
se trouvent interrompus en apparence, quelquefois
cachés sous ce bord. Cependant le caractère fondamen-
tal, c'est que la papille conserve toujours son aspect
rosé avec ses vaisseaux nombreux visibles à la surface.

Le diagnostic différentiel entre une excavation physiologique et une excavation pathologique a un trop
grand intérêt pratique pour que nous n'en disions pas
quelques mots.

M. de Graefe, le premier, a différencié l'excavation pathologique de l'excavation physiologique, en ce que la
première s'étend jusqu'à la limite du nerf optique, tandis que la seconde se trouve à une certaine distance de
la papille. Cependant cette distinction entre ces deux
états (pathologique et physiologique) n'est pas toujours
absolue, car, bien des fois, l'excavation pathologique
complique une excavation physiologique; elle prend,
dans ce cas, le caractère de l'excavation pathologique
en se confondant avec elle.

Enfin, les autres signes différentiels, à l'aide desquels
on reconnaît l'excavation physiologique, sont :

1° Qu'elle doit se trouver au milieu d'une papille
rouge, injectée, dont la partie centrale est blanche et
excavée et dont la partie périphérique, qui avoisine
l'excavation, offre une teinte rosée et qu'on y distingue
des capillaires;

2° Que l'excavation physiologique occupe presque
toujours le côté interne de la papille : la raison en a
été expliquée;

3° Qu'il faut que le fond de l'excavation physiolo-gique présente une teinte blanc clair, nettement accu-sée, et non pas une nuance de coloration, ou grise, ou verdâtre, ou bleuâtre, résultat d'un état morbide;

4° Qu'il faut, en outre, que les vaisseaux centraux, quoique flexueux, ne soient pas interrompus dans leur continuité vers le bord aigu de l'excavation. Le contraire se voit dans l'excavation pathologique : dans ce dernier cas, les vaisseaux rétiniens s'arrêtent brusquement et semblent se plonger dans le corps même du nerf, puis ils reparaissent un peu plus loin pour continuer leur marche.

Ces signes nous permettent bien certainement de diagnostiquer l'état physiologique de la papille et de le séparer de l'excavation glaucomateuse.

§ 3. *Papille pathologique.* — Il nous est difficile, sinon impossible, de donner une description quelconque des altérations que présente la papille du nerf optique durant l'attaque inflammatoire, car l'exploration n'est guère possible que pendant les moments de rémission. Nous étudierons donc les altérations de la papille avant l'ap-plication de l'opération de l'iridectomie et après cette opération.

Dans la forme chronique, la papille présente au début une coloration rouge sale; ses contours s'effacent, de sorte que le cercle noir ou pigmentaire, ne tranche plus avec la limite scléroticale, qui offre, à présent, un anneau large, ordinairement jaunâtre, encadrant tous les nerfs optiques.

A la suite de processus glaucomateux, on voit que la papille est occupée par une cavité, dont le fond est formé par la lamelle criblée et les parois par la scléroti-que. Cette cavité, connue sous le nom d'excavation glaucomateuse, n'est visible que dans le glaucome chronique et surtout dans le glaucome simple non inflammatoire.

Les vaisseaux de la rétine contenus dans cette papille excavée présentent un aspect particulier. Pour bien faire comprendre cette singularité remarquable de la position des vaisseaux de la papille, disons d'abord qu'il est impossible de voir à l'ophthalmoscope l'excavation de tous les côtés, à moins que les axes secondaires, entre lesquels se présente l'image de l'excavation, ne passent par la papille de l'œil observé, ce qui n'est pas toujours facile à obtenir. Les vaisseaux paraissent se terminer par des crochets dans l'endroit où ils franchissent le bord de l'excavation, pour arriver à ses parois latérales, de sorte qu'en cet endroit, c'est-à-dire au bord de l'excavation, on voit que les deux tronçons du même vaisseau ont l'air d'être interrompus, tandis que, en réalité, ils ne sont que cachés derrière le bord évasé de l'excavation : c'est par cette raison que les deux tronçons d'un même vaisseau, reliés entre eux par une partie moyenne invisible, paraissent avoir subi une déviation latérale, l'un par rapport à l'autre.

- Les points capitaux à examiner dans une excavation pathologique sont :

1° Le bord aigu de l'excavation au niveau de la choroïde. Il n'est pas rare de voir ce bord entouré d'un cercle étroit, teint d'une couleur claire, qui est produite par l'augmentation de la pression interne amenant un amincissement de l'anneau choroïdal : dans ce cas, le cercle blanc tranche assez bien sur le tissu normal de la choroïde.

M. de Graefe a signalé d'autres cas où il a trouvé du staphylôme postérieur accompagné de l'excavation. Nous reviendrons sur ce point en traitant les complications de ces affections glaucomateuses.

2° Le fond de l'excavation, sauf les différences de coloration que nous avons décrites plus haut, est tapissé par la couche des fibres nerveuses qui garnit aussi les parois de l'excavation, surtout à une période avancée de la maladie.

L'excavation du nerf optique amène des troubles visuels dignes d'appeler notre attention.

La compression que subit la lame criblée, effet de l'augmentation de la pression interne, doit nécessairement s'exercer sur les fibres nerveuses qui la traversent, ainsi que sur la couche nerveuse de la rétine, formée par ces fibres. De cette façon, cette couche nerveuse peut être réduite en cet endroit à un amincissement extrême. La continuité entre la rétine et le cerveau pourrait être interrompue de deux façons : ou bien par l'atrophie des cellules ganglionnaires des fibres nerveuses, conséquence de cette compression rapide, est portée à un haut degré, et alors la vue est abolie à jamais, c'est ce que l'on voit dans le glaucome foudroyant; ou bien la marche lente et peu sensible amènera, à la longue, la perte de la vue; mais, dans ce cas, des malades conservent leur vue, parce qu'il s'établit une sorte d'équilibre entre les troubles de la vue et la formation de l'excavation; dans ce cas, la vue reste intacte pendant longtemps.

Le malade couché, au n° 37 de la salle Sainte-Vierge, service de M. le professeur Gosselin nous a fourni une observation à ce sujet.

C'était un homme âgé de 40 ans (tailleur); entré dans le service de M. le professeur Gosselin, le 17 janvier 1870. Voici les symptômes que l'œil présentait : la conjonctive était peu injectée; on y voyait çà et là des petits vaisseaux variqueux. Point d'altérations du côté de la sclérotique.

La cornée transparente et sensible aux attouchements ; point de troubles de la chambre intérieure.

L'iris présentait une coloration enfumée ; la papille était paresseuse à l'action de la lumière, mais elle se dilatait difficilement par l'atropine. Le fond de l'œil semblait barbouillé ; la tension de l'œil n'était pas augmentée ; le champ visuel a été conservé, notamment la vision centrale, car le malade lisait, le matin surtout, le caractère numéro 4 de l'échelle de Jaeger. La vision était obscurcie, le soir ; le malade voyait les objets à travers un brouillard beaucoup plus épais le soir que le matin. Devant ce tableau symptomatique, il nous a fallu l'examen ophthalmoscopique pour confirmer le diagnostic de l'affection, dont le malade était atteint. Nous reconnûmes à l'examen ophthalmoscopique, M. Gosselin et moi, que la papille du nerf optique était le siége d'une excavation glaucomateuse peu avancée, il est vrai, mais caractéristique ; les vaisseaux rétiniens étaient crochus, c'est-à-dire présentaient des crochets sur le bord de l'excavation, ce qui est un signe non douteux de l'affection ; les veines étaient dilatées et les artères amincies. Ce qu'il y avait de remarquable chez notre malade, c'était l'intermittence des symptômes glaucomateux ; en effet, il n'éprouvait aucune gêne dans la vision, ni douleurs circum orbitaires, tandis que le soir, il y avait une poussée inflammatoire caractérisée par l'augmentation de l'injection conjonctivale avec des douleurs orbitaires très-violentes ; de plus, quand il fixait la flamme d'une bougie, il voyait, disait-il, plusieurs cercles d'une couleur différente (arc-en-ciel) et ne pouvait distinguer les doigts, ni se conduire à l'aide de l'œil affecté qui était le gauche. Au bout de deux semaines d'examen attentif, M. le professeur Gosselin prononça le diagnostic de glaucome chonique à forme intermittente.

L'iridectomie lui a été appliquée le 2 février.

Fidèle à la division que nous avons établie, examinons à présent la papille après l'application de l'iridectomie.

Lorsqu'on examine la papille du nerf optique après avoir fait une paracentèse pour évacuer l'excédant de l'humeur aqueuse, ou après l'application de l'iridectomie dans le traitement de ces affections, on voit que les veines sont moins engorgées, mais le symptôme principal que l'on observe est la production des ecchymoses ; elles sont généralement attribuées à la diminution brusque de la pression intra-oculaire, à la suite de laquelle les parois vasculaires se déchirent ; c'est pour cela que l'on voit ces ecchymoses sur le trajet des vaisseaux. On les reconnaît à leur forme arrondie, qui les différencie des apoplexies rétiniennes, dans lesquelles le sang épanché se répand tout le long des fibres nerveuses en formant des stries plus ou moins larges.

CHAPITRE III.

DU GLAUCOME SIMPLE OU PSEUDO-GLAUCOME.

Outre les deux formes que nous avons décrites plus haut, il y en a une troisième, dont la nature fut longtemps méconnue ; nous voulons parler de l'amaurose avec excavation du nerf optique. M. de Graefe a été frappé, dès le début, de cette forme particulière, et, dans son mémoire à l'Institut, il n'a pas osé la décrire sous le nom de glaucome ; mais il a fait de cette maladie une forme d'affection à part, qu'il a décrite sous le nom d'amaurose avec excavation glaucomateuse. Cette dénomination n'avait aucun caractère scientifique et ne dissipait pas l'incertitude qui existait. M. Donders émit alors une nouvelle théorie : selon lui, l'affection glaucomateuse de l'œil en général est une perturbation des nerfs ciliaires, qui amène le trouble de sécrétion de la membrane vasculaire et, consécutivement, une augmentation de la pression interne avec excavation du nerf optique. Cet auteur donne à cette forme le nom de glaucome simple, et la considère comme point de départ de toutes les affections glaucomateuses, dont l'inflammation, soit de nature aiguë, soit de nature chronique, n'est qu'une complication.

§ 1er. — *Symptômes physiologiques.* — La maladie débute insidieusement, sans que rien puisse avertir le malade ou le médecin. Ce n'est qu'à la longue que le malade, sans avoir été tourmenté par aucun des symptômes prodromiques des deux formes précédentes, s'aperçoit de la perte plus ou moins complète de l'un de ses yeux.

Les douleurs ciliaires, que nous avons observées dans les deux formes précédentes, manquent, en effet, complétement dans celle-ci ; ce n'est qu'à l'augmentation de la pression interne que l'œil devient rénitent, dur. L'exagération de la tension du globe s'observe ordinairement dans cette variété plus que dans les autres ; aussi M. Donders a-t-il beaucoup insisté sur ce phénomène.

La diminution du champ visuel marche toujours de concert avec les progrès de l'excavation de la papille du nerf optique, qui est le signe typique de cette variété ; il n'y a ni photophobie, ni larmoiement.

§ II. — *Symptômes anatomiques.* — Les enveloppes extérieures de la coque oculaire n'offrent rien de particulier : la conjonctive est sans injection ; la cornée est transparente ; l'humeur aqueuse ne présente aucun trouble; la chambre antérieure est presque normale, à moins qu'il n'y ait d'autres altérations du côté du diaphragme iridien. L'iris offre, dans ses mouvements, une grande paresse, et la pupille est anormalement dilatée; le fond de l'œil n'offre rien de remarquable.

Le signe caractéristique de cette affection est l'excavation du nerf optique et quelquefois la pulsation de l'artère centrale de la rétine.

Nous savons que l'augmentation de la pression intra-oculaire, qu'exercent les milieux de l'œil, augmentés de volume, produit une excavation typique de cette affection, avec atrophie consécutive des fibres nerveuses du nerf optique.

L'excavation glaucomateuse offre les caractères suivants :

1° La papille du nerf optique présente une coloration blanc nacré; on remarque souvent, au milieu de l'excavation, un cercle grisâtre qui provient de l'ombre projetée par les bords de l'excavation elle-même.

2° On aperçoit toujours les doubles contours de la papille; le contour extérieur correspond à la limite sclérotico-choroïdienne du nerf optique, et le contour intérieur au bord de l'excavation.

3° La lame criblée est refoulée et très-distendue; elle se présente nettement au fond de l'excavation. Il peut arriver que le canal central du nerf optique soit dilaté, de sorte que le fond de l'excavation se trouve au niveau de la surface scléroticale interne; quelquefois même au delà du niveau postérieur de la sclérotique.

4° La disposition des vaisseaux centraux de la rétine est très-caractéristique; les vaisseaux arrivent sans aucune modification jusqu'au contour extérieur de la papille; là, ils s'enfoncent dans le bord aigu de l'excavation en formant des crochets et disparaissent sur une certaine étendue pour reparaître sur un autre point plus rapproché du bord interne de l'excavation et gagner la surface rétinienne.

5° La pulsation artificielle ou spontanée se remarque dans la partie de l'artère qui va du centre de l'excavation à son bord.

6° On constate ordinairement, près du contour externe de la papille, une atrophie choroïdienne circonscrite ; elle peut être confondue avec un staphylôme postérieur, mais, dans ce dernier cas, les bords de la partie atrophiée tranchent nettement sur le tissu choroïdien normal, tandis que, dans le glaucome, l'atrophie de la choroïde circonvoisine se perd insensiblement.

Quant à l'excavation pathologique qui accompagne l'atrophie du nerf optique dans les affections cérébrales, elle se distingue de la première par les signes suivants :

1° Les vaisseaux centraux conservent leur direction et leur position normale ; les artères et les veines se répandent en haut et en bas, et se bifurquent comme dans l'état physiologique.

2° Le processus atrophique n'a aucune influence sur la direction des vaisseaux.

Dans le cas d'une atrophie progressive du nerf optique, se déclarant sur une papille qui présente une excavation physiologique, le diagnostic devient très-difficile, mais on le fera, cependant, grâce à cette circonstance que l'excavation physiologique, accompagnée ou non d'atrophie de la papille, occupe une moitié centrale de celle-ci, tandis que l'excavation glaucomateuse envahit la papille tout entière.

CHAPITRE IV.

MARCHE ET TERMINAISON DES AFFECTIONS GLAUCOMATEUSES.

Les différentes formes que nous avons décrites précédemment présentent, dans leur marche, une irrégularité et une évolution tout à fait imprévues ; ainsi le passage du glaucome chronique simple non inflammatoire de Donders à l'état inflammatoire se fait souvent sans aucune prévision possible ; aussi cet auteur a-t-il dit que le glaucome commence toujours par la forme non inflammatoire et que l'état inflammatoire n'est qu'une complication. Dans d'autres cas, nous voyons succéder à la forme inflammatoire le glaucome simple, d'où une confusion qu'augmentent les suites des attaques glaucomateuses. Quoi qu'il en soit, les auteurs s'accordent pour admettre les trois formes que nous avons indiquées :

1° *Forme aiguë.* — Nous avons vu que cette forme se caractérise, d'un côté, par la rapidité extrême avec laquelle elle se déclare et, de l'autre côté, par l'intensité de ses phénomènes symptomatologiques, au point de détruire la faculté visuelle en quelques heures, ce qui constitue le glaucome foudroyant. Cette forme procède par de véritables attaques, dont la durée varie selon les circonstances. Quelquefois, elles disparaissent complétement et l'œil prend son état primitif sans que l'on puisse prédire cette amélioration. Dans d'autres cas, les symptômes, qui étaient peu prononcés ou modérés, diminuent peu à peu et le malade recouvre sa faculté visuelle longtemps compromise.

D'autres fois, ces attaques provoquent tous les signes extérieurs d'une ophthalmie interne très-intense et que nous avons étudiée dans la symptomatologie du glaucome aigu; c'est par des phénomènes inflammatoires que la maladie débute et, lorsque ceux-ci ont duré un certain temps, les autres signes intérieurs, dits ophthalmoscopiques, se produisent. Tantôt à une première attaque modérée, il en succède une autre, dont la durée n'a rien de fixe et qui aboutit à une troisième qui compromettra profondément la vue. Enfin, après un nombre variable d'attaques successives le malade est complétement aveugle.

Signalons, en outre, que si le processus glaucomateux peut aller jusqu'à la destruction complète de l'œil en vingt-quatre heures, il peut quelquefois persister pendant un temps plus ou moins long, sans amener un résultat aussi grave.

Nous sommes autorisé à dire d'après ce qui précède qu'il n'y a aucune stabilité dans l'ordre de succession des phénomènes de la forme aiguë et qu'on ne doit se prononcer qu'avec la plus grande réserve.

2° *Forme chronique.* — La forme chronique a une marche lente, sans phénomènes prodromiques, ni attaques, comme nous l'avons vu dans la forme précédente; cependant, elle ne présente rien de bien absolu dans ses allures. Si, dans certains cas, le processus glaucomateux chronique débute sourdement, augmente de même et donne lieu à des désordres plus ou moins graves, il n'est pas rare, non plus, de voir survenir brusquement sur des yeux, qui jusque-là n'avaient offert que des signes d'un glaucome chronique très-léger, des attaques semblables à celles de la forme aiguë. Nous le répétons, les deux formes peuvent se substituer l'une à l'autre, et, à la suite d'une poussée inflammatoire trop violente, le glaucome chronique peut prendre tout à fait l'aspect de la forme aiguë.

Quoi qu'il en soit, la forme chronique reste le plus souvent stationnaire pendant un temps extrêmement long.

3° *Glaucome non inflammatoire.* — La marche de cette variété est insidieuse, d'autant plus que l'affection ne se révèle à nous qu'après avoir fait des désordres internes ou s'être compliquée de tout le cortége symptomatologique du glaucome type. Cette forme, malgré tous les moyens thérapeutiques qui ont été mis jusqu'à présent en pratique, mène le plus souvent à l'atrophie complète du nerf optique et à une amaurose.

CHAPITRE V.

DU GLAUCOME SECONDAIRE.

Toutes les fois qu'à la suite d'un état morbide quelconque il y a une disproportion entre le contenu de l'œil et son contenant ou, pour mieux dire, une exagération de la tension interne du globe, il survient divers phénomènes qui ont les mêmes allures symptomatologiques que les affections glaucomateuses types et il y a ce qu'on appelle glaucome secondaire.

Il existe bon nombre de maladies du globe, qui, dans certaines conditions, peuvent être le point d'origine du glaucome secondaire. Il semble, dit M. de Graefe, que ces maladies ne soient aptes à produire le glaucome secondaire qu'avec d'autres dispositions inhérentes aux sujets, ou bien qu'elles aient une tendance plus ou moins grande à augmenter la pression intra-oculaire et à produire, en conséquence, le glaucome secondaire.

Les différents états morbides du globe oculaire produisant le glaucome secondaire ont été soigneusement décrits par M. de Graefe (1) dans un travail tout récent, dont il nous paraît très-utile, pour notre sujet, de reproduire les faits saillants.

I. *Cornée.* — Les maladies de la cornée qui ont pour résultat final d'occasionner, le glaucome secondaire sont :

1° *Kératite diffuse.* — Cette maladie a dans sa marche ordinaire une tendance assez notable à augmenter la pression oculaire, surtout à une période avancée ; dans d'autres cas, on voit survenir une diminution de la pression interne et l'œil devient flasque ; c'est alors qu'on devra craindre le développement de la phthisie du bulbe, mais ce dernier cas n'a lieu que très-rarement. Le fait est que la kératite diffuse ne produit qu'exceptionnellement le glaucome secondaire et cela peut être expliqué par la raison que, dans cette affection, la résorption des liquides oculaires l'emporte, en général, sur la sécrétion. Cependant, on a observé que chez des sujets âgés, atteints de kératite diffuse, le cortége symptomatique de glaucome peut se présenter. Dans ces cas, l'iridectomie a été appliquée avec succès, par rapport à la diminution de la tension interne.

2° *Kératite chronique compliquée d'ectasie inflammatoire de l'hémisphère antérieure du bulbe ou scléro-choroïdite antérieure.* — Cette maladie détermine des infiltrations dans le tissu propre de la cornée ou bien au pourtour de cette dernière, en formant de petites saillies, qui encadrent les bords de la cornée. Cet état morbide mène très-souvent, et presque toujours dans ses périodes ultimes, à une augmentation de la tension du globe.

L'iridectomie réduit, dans ce cas, la pression d'une manière satisfaisante, mais détermine, le plus souvent,

(1) De Graefe, Archiv für Ophth., B d. XV, abt. 3, p. 108 et seq.

une augmentation des phénomènes localisés sur la cornée et la sclérotique, de sorte que M. de Graefe conseille alors de faire précéder l'iridectomie d'une péritomie avec scarification énergique des vaisseaux épiscléraux.

Lorsque l'ectasie de la zone précornéenne est très-prononcée, on doit craindre le danger, qu'apporte l'iridectomie, de faire naître une cyclite plastique; mais ce danger, comparé à l'influence favorable de l'iridectomie, ne paraît pas assez important pour donner uue contre-indication.

Ces formes de glaucome secondaire semblent toujours se manifester sur les deux yeux, mais l'affection n'atteint pas souvent la même intensité sur le second œil.

3° *Cicatrices de la cornée.* — Il est suffisamment reconnu, dans l'ophthalmologie, que les cicatrices de la cornée, après des processus ulcéreux, deviennent le point de départ du glaucome secondaire. En effet, on voit survenir une cécité complète chez les personnes atteintes de cicatrices cornéennes avec distension de cette membrane. Ce fait a été relaté par plusieurs observateurs, M. Arlt, entre autres, le premier, l'a bien décrit.

A l'époque où la connaissance de l'enchaînement causal, c'est-à-dire d'une action réflexe de la pression intra-oculaire sur le nerf optique, manquait encore complétement, on constatait pourtant le développement fréquent de glaucomes secondaires à la suite des perforations, des ulcères de la cornée ; il nous serait, cependant, difficile d'admettre que toutes les fois qu'il y a un enclavement de l'iris à travers la plaie cornéenne, ce soit là une circonstance capable de produire le glaucome secondaire.

Nous avons vu, en effet, bon nombre de malades atteints d'enclavement de l'iris, ou, si l'on aime mieux, de staphylôme iridien partiel depuis plusieurs années sans qu'ils aient ressenti aucun symptôme de glaucome consécutif.

On dit généralement que ce sont les cicatrices ectasiques (avec distension) de la cornée qui prédisposent l'œil au développement du glaucome secondaire. Il est démontré que les malades atteints de leucome proéminent adhérent ou de saphylôme partiel de la cornée et de l'iris, sont beaucoup plus sujets au glaucome secondaire que d'autres, qui auraient des cicatrices très-grandes et non proéminentes.

Lorsqu'à la suite d'un abcès perforant ou d'une plaie de la cornée, l'humeur aqueuse s'est échappée à travers la solution de continuité, l'iris vient s'adosser à la face postérieure de la cornée. La pression intra-oculaire normale de l'œil s'exerce sur la partie lésée, en occasionne la hernie, et donne lieu à ce que l'on nomme staphylôme partiel de la cornée et de l'iris.

Dans le cas où il n'y a pas d'exagération de la pression interne, la tumeur staphylomateuse disparaît peu à peu et laisse à sa place un leucome invétéré ; mais il arrive le plus souvent que la cicatrisation ne se complète pas et que, par suite de l'exagération de la pression intra-oculaire, la cornée cède dans l'endroit du leucome, se distend et donne lieu à un staphylôme complet de la cornée et de l'iris. Les symptômes physiologiques, qui s'étaient bornés jusqu'alors à la gêne plus ou moins grande résultant de la déformation de l'ouverture pupillaire, prennent une telle gravité que l'on ne saurait les rapporter au déplacement de la pupille. Le champ visuel se rétrécit de plus en plus, l'œil acquiert une dureté considérable, les veines sous-conjonctivales se congestionnent, la cornée devient insensible, la chambre antérieure disparaît, l'iris se décolore et est refoulé tellement en avant, qu'il semble collé contre la face postérieure de la cornée. Enfin, si l'examen ophthalmoscopique était possible dans ce cas, on constaterait une excavation de la pupille du nerf optique qui serait le résultat de l'augmentation de la pression interne; ce dernier symptôme complète le tableau d'un processus glaucomateux.

Quelles sont les causes qui déterminent cette augmentation de la pression interne?

Pour M. de Graefe, la principale cause est l'inflammation de l'iris résultant de son étranglement à travers la plaie cornéenne, son tiraillement continuel à la suite d'adhérences qui se forment entre lui et la face posté rieure de la cornée, enfin l'occlusion complète de la pupille. Toutes ces causes ont pour effet de produire un iritis chronique, qui serait, selon lui, le point de départ de l'hypersécrétion, en se propageant au tractus uvéal, et conduirait à l'augmentation de la tension glaucomateuse.

M. Donders considère l'irritation chronique de l'iris, dans les synéchies antérieures, comme jouant un rôle très-important dans le développement du glaucome secondaire. Cet auteur l'explique par le mécanisme suivant : les nerfs ciliaires comprimés agissent par action réflexe sur les nerfs sécréteurs de l'œil, d'où résulte une exagération du produit de la fonction à laquelle ils président, c'est-à-dire une hypersécrétion des liquides de l'œil, et, par suite, une exagération de la pression intra-oculaire.

Quoi qu'il en soit, nous voyons aussi survenir des accidents glaucomateux chez les personnes atteintes d'un leucome très-étendu et moins proéminent, toutes les fois qu'il y a rupture de la zonule de Zinn, et alors position oblique du cristallin : celui-ci exercera une pression continuelle contre l'iris, déjà irrité, et il jouera l'office d'un corps étranger dans l'œil ; dans d'autres cas de luxation de cristallin, chez les staphy-lomateux, l'on voit le cristallin venir se loger dans la cavité staphylomateuse. Alors les couches corticales s'imbibent, se gonflent et forment le point de départ de l'irritation sécrétoire. Celle-ci peut, comme nous l'apprend l'histoire des staphylômes, rester pendant un temps indéfini stationnaire sur le tiers antérieur de l'œil, ou produire, dans toutes les périodes de staphylôme un glaucome secondaire.

Les cicatrices dont il s'agit se présentent le plus fréquemment dans l'enfance, dans laquelle l'examen fonctionnel, pour la plupart du temps, refuse ses données, et, comme l'action de la thérapeutique se lie essentiellement à la période de la maladie, on doit observer attentivement tous les symptômes objectifs. En effet, il est triste de voir combien est grand le nombre des yeux qui, par de graves processus ulcéreux, dans l'ophthalmie des nouveau-nés, par exemple, ont échappé au moins à la destruction complète du globe, mais sont tombés dans la cécité à la suite d'une augmentation de pression ultérieure, contre laquelle on n'a pas employé de remèdes en temps convenable. Il existe, pour tous ces cas, une indication formelle que l'on ne doit jamais laisser passer inaperçue, et à cause de laquelle on doit opérer à tout âge de la vie, c'est l'augmentation de la pression oculaire. Celle-ci se présente, en général, d'abord dans les yeux d'enfants atteints de leucome et d'une extension de la chambre antérieure. Les conditions de résistance des enveloppes de l'œil diffèrent essentiellement de celles des périodes plus avancées de la vie ; dans celles-ci, la papille du nerf optique forme le tiers de l'enveloppe du bulbe, qui est enclin, d'une manière prédominante, à céder (à s'excaver); chez les enfants, la cornée et la zone péricornéale se distendent de préférence, et ce n'est que plus tard que survient l'excavation du nerf optique.

CORNÉE GLOBULEUSE OU STAPHYLOME PELLUCIDE CONGÉNITAL.

Il est possible que cette affection, même orsqu'elle se présente sans aucune complication, ait, néanmoins, dès le début, pour base une disposition anormale des membranes internes (choroïdite latente), qui ne devient manifeste que plus tard par le développement des produits morbides.

Troubles des liquides de l'œil, irrégularité de pigmentation, etc., etc. — Cette maladie conduit alors à une augmentation de tension glaucomateuse ; mais il est également possible que, pendant un certain temps, l'extension de la cornée existe réellement en olle-même et soit le point de départ des irritations sécrétoires, à cause de la compression et du tiraillement que subissent les nerfs cornéens dans le staphylôme pellucide ; aussi voit-on le glaucome secondaire devenir bilatéral dans la plupart des cas ; il se présente cependant encore des cas, abstraction faite de l'existence monolatérale de l'affection première, dans lesquels le glaucome secondaire se développe beaucoup plus tard, ou bien il ne se déclare que sur l'un des yeux.

Opacités rubanées de la cornée. — M. de Graefe a hésité longtemps à décider si le glaucome secondaire pouvait avoir son point de départ dans l'iris et dans les parties ciliaires seulement, ou bien si les affections de la cornée peuvent aussi amener le même état morbide. Il s'agit, en effet, pendant quelque temps, d'une simple affection de la cornée, sans que l'on puisse constater aucune complication objective ou fonctionnelle ; ce n'est qu'après plusieurs mois, généralement des années, que le bulbe se durcit ; le plus souvent il se produit, simultanément avec l'augmentation de tension des synéchies postérieures, une perte des fonctions visuelles, et des phénomènes secondaires correspondant à un glaucome concomitant. Dans les périodes les plus avancées, il survient ordinairement une cataracte avec transformation calcaire de la lentille ; la tension reste augmentée ; il survient des irritations aiguës ; une atrophie du globe peut se déclarer, de sorte qu'alors la maladie revêt la forme d'une irido-choroïdite chronique.

Le début des opacités en question échappe ordinairement aux malades ; ce n'est que lorsqu'ils éprouvent un léger éblouissement ou une diminution de la vision qu'ils viennent consulter le médecin. On constate alors, outre la photophobie, une opacité particulière de la cornée en forme de bande, correspondant à la fente des paupières à moitié close, large de 3 à 5 millimètres, et d'un gris blanchâtre ponctué ; elle se forme quelquefois de deux parties rectangulaires imparfaitement fermées vers le centre de la cornée, dont les bords supérieurs et inférieurs se correspondent tellement, qu'on n'a qu'à les supposer prolongées par la région médiane de la cornée, afin d'obtenir une figure d'opacité transversale en forme de bande. La surface épithéliale est le plus souvent lisse à la loupe ; l'opacité peut presque partout se décomposer en un nombre infini de points fins grisâtres ; en résumé, toute la partie cornéenne atteinte a quelque chose de particulièrement terne, et recouvre complétement l'iris, situé derrière, bien plus que ne le font les résidus ordinaires d'infiltrations plus anciennes. Dans la première période de l'affection, on ne constate aucune différence qu'à des intervalles de plusieurs mois ; il peut aussi arriver un

arrêt complet dans la marche de l'affection, et, dans ce
cas, les deux points où le trouble se manifeste, et qui
sont situés aux bords internes et externes de la cornée,
se développent en marchant à la rencontre l'un de l'autre, de façon à produire toujours une figure transversale en forme de bande. Lorsque le trouble est plus intense vers les bords, il est clair vers le centre de la
cornée. La particularité la plus frappante, outre la
forme transversale correspondant à la fente palpébrale
de l'opacité, est la coloration d'un blanc grisâtre sale ou
jaune brunâtre; l'épithélium de la cornée reste lisse,
même à une période avancée de la maladie. Bref, l'ensemble de tous ces phénomènes donne l'idée d'un dépôt
inorganique. M. de Graefe, à qui nous devons la description de cette entité morbide, a longtemps supposé, à
tort, que les malades s'étaient mis sur l'œil une préparation quelconque contenant un sel métallique.

Cette affection se développe le plus ordinairement sur
les deux yeux, mais à des époques différentes, de sorte
qu'elle est déjà très-prononcée sur un œil, tandis que,
sur l'autre, il n'existe que les plus faibles indices de la
manifestation de l'affection, ce qui prouve la marche
insidieuse de la maladie. Il n'existe aucune complication
dans la première phase de la maladie ou au moins dans
une période récente de celle-ci. La pupille réagit parfaitement à la lumière et se laisse librement dilater par
des mydriatiques; la vision correspond exactement aux
conditions optiques; elle gagne par un éclairage convenable, par des fentes sténopéiques ou par l'atropine
et des lunettes sténopéiques convexes, et cela d'une manière plus frappante encore que dans des infiltrations
très-anciennes d'égale étendue; le trouble se présente,
en effet, avec des bords parfaitement nets, et il n'existe
pas la moindre anomalie de courbure à laquelle on

pourrait attribuer un astigmatisme irrégulier. L'examen ophthalmoscopique, qui est toujours facile à faire, surtout après l'instillation de l'atropine, montre que les milieux sont parfaitement normaux, ainsi que les membranes internes ; la papille du nerf optique est intacte. On remarque aussi que la palpation la plus minutieuse ne démontre aucune trace d'augmentation de tension ou de variation de pression intra-oculaire. La seule chose qu'il faudrait noter, outre le trouble de la cornée, serait la plus grande tendance à l'injection périkératique et au larmoiement, lorsque les yeux sont exposés à la lumière. En somme, il n'existe dans cette période qu'une affection simple de la cornée; cependant, les conditions pathologiques changent avec le temps et cela de deux façons : Dans une série de cas, on observe que, sous d'autres phénomènes, la pression intra-oculaire augmente, la pupille devient paresseuse à l'action de la lumière et le nerf optique s'excave comme dans le glaucome chronique non inflammatoire ou glaucome simple. Dans une autre série de cas, l'iris se décolore, la pupille se dilate largement, l'humeur aqueuse se trouble périodiquement ; il se forme des synéchies postérieures sur toute la surface de l'iris et, simultanément avec l'apparition de cette iritis chronique, la tension du globe augmente et finit par produire tous les symptômes d'un glaucome secondaire, c'est-à-dire qu'elle en serait la cause première ; il n'est pas moins observé que le glaucome secondaire peut se déclarer, ainsi que nous l'avons vu, à la suite de l'affection cornéenne. Enfin, l'un des modes de production ne peut exclure l'autre.

Dans la période ultime de l'affection, le trouble cornéen se multiplie et se présente sous l'aspect d'un grand nombre de taches complétement opaques et d'une blancheur très-intense. Ces taches rappellent en partie les

précipités de plomb et mieux encore, selon des circonstances inhérentes aux sujets, les transformations calcaires qui se présentent dans l'irido-cyclite.

Pour bien faire comprendre la description des opacités
rubanées de la cornée, nous avons cru utile de donner
les quatre figures classiques de M. de Graefe. Voyez
planche 4.

La figure n° 1 représente une période récente de la
maladie; les troubles se trouvent aux bords internes et
externes de la cornée; vers le milieu, la figure est encore
ouverte, dans une assez grande étendue; elle montre
cependant une saturation encore peu intense, une coloration jaunâtre brunâtre et un aspect terne. On a
fait l'iridectomie, et, huit jours plus tard, on a versé
quelques gouttes d'atropine S. plus 3/4.

La figure n° 2 montre la maladie à une période un
peu plus avancée; les troubles surtout sont déjà d'un
blanc grisâtre assez intense vers le bord; au milieu, la
figure est encore ouverte.

La figure n° 3 correspond à une période beaucoup
plus avancée. La maladie existe depuis huit ans; le
trouble, en forme de bande de la cornée, est non-seulement complétement formé, mais il y a déjà manque complet de réaction de la pupille contre l'atropine à la suite
d'une synéchie postérieure très-étendue, décoloration
de l'iris avec perte de son reflet normal, trouble variable
du liquide de la chambre, augmentation de tension
glaucomateuse, vision périphérique légèrement rétrécie
en haut et en dedans. L'iridectomie a produit une pression oculaire normale, S. 1/8 le champ visuel est resté
comme auparavant. L'œil s'est parfaitement conservé
et, d'après une observation attentive de quatre années,
la vision s'est améliorée.

La figure n° 4 représente l'œil gauche de la même

malade, dont l'œil droit est représenté dans la figure 3.
Il existe depuis douze ans une opacité cornéenne parsemée par de nombreuses taches calcaires, synéchie postérieure totale. L'iris dégénère; il y a une augmentation considérable de la pression intra-oculaire et par
conséquent pas d'espoir.

IRIS.

Parmi toutes les affections inflammatoires de l'iris,
celle qui approche le plus du glaucome secondaire est
l'iritis séreuse, c'est-à-dire un état morbide caractérisé
principalement par un trouble diffus du liquide de la
chambre antérieure, l'aspect terne de la face postérieure
de la cornée, l'augmentation de pression intra-oculaire,
la présence modérée d'une exsudation plastique et l'absence d'altération palpable du parenchyme iridien.
L'augmentation de la pression intra-oculaire dans
l'iritis séreuse est due à l'accroissement de volume du
corps vitré ; ce phénomène doit, par conséquent, être
prévu, et si l'iritis séreuse, malgré la durée plus
longue de la période aiguë, ne conduit que dans un
certain nombre des cas à des accidents glaucomateux,
surtout chez les personnes âgées, dont les enveloppes
de l'œil ne se laissent pas distendre, et lorsque la
cause productrice de la pression intra-oculaire per-
siste longtemps, par exemple à la suite d'un gonflement
de la lentille, privée de sa capsule, ou bien à la suite de
sa luxation, nous voyons le glaucome secondaire survenir même chez les enfants. Toutes les fois que l'on
observe les symptômes principaux d'une iritis séreuse
(trouble diffus du liquide de l'œil, aspect terne de la
cornée, augmentation de pression intra-oculaire) on
ne doit pas perdre le malade de vue, mais le surveiller

attentivement, et, lorsque l'on constate que la pupille est large, on peut déjà, avant le toucher de l'œil, conclure au développement du glaucome, car en présence du trouble des liquides de l'œil, ainsi que de la voussure du diaphragme indien, qui est l'indice d'une augmentation de pression du corps vitré, nous sommes autorisé à dire, d'après ce qui précède, que le malade est menacé de perdre la faculté visuelle ; nous savons, d'un autre côté, que l'iritis séreuse se complique le plus souvent d'une choroïdite séreuse avec une infiltration diffuse du corps vitré, ou bien d'une choroïdite équatoriale (cyclite) avec des opacités floconneuses du corps vitré. Ces formes de glaucome secondaire, qui dépendent d'un iritis séreuse, se déclarent, tantôt sur un seul œil, tantôt sur les deux yeux, selon leurs causes.

Synéchies postérieures. — En général, le danger d'une augmentation ultérieure de la pression intra-oculaire est d'autant plus grand que les synéchies sont plus etendues ; cependant, on voit quelquefois des synéchies tout à fait circonscrites se terminant en pointe, produire un glaucome secondaire, mais les synéchies multiples y prédisposent plus que celles qui sont isolées. Les synéchies opposées prédisposent encore davantage au glaucome secondaire que celles qui sont placées côte à côte ; en outre, on doit considérer et la largeur des synéchies et leur direction par rapport aux fibres radiées de l'iris. Malgré toutes ces anomalies pupillaires, la pression oculaire peut rester normale pendant toute la vie ; ce n'est qu'à partir du moment où les synéchies postérieures sont devenues complétement circulaires qu'elles déterminent la fermeture de la pupille ; alors, habituellement, survient une augmentation de la pression intraoculaire, dont la cause nous échappe. Selon M. de Graefe, il n'existe pas d'autres signes de la fermeture

réelle de la pupille que le commencement de voussure
de l'iris par le liquide rétro-iridien ; selon nous, l'examen
à l'éclairage latéral est d'une grande utilité pour reconnaître l'occlusion totale de la pupille. On doit alors pré-
venir le malade du danger qu'il court, car il perdra la
vue, après un temps plus ou moins long, par un glaucome secondaire.

Système lenticulaire. — Il n'est pas rare de voir le
glaucome typique se déclarer chez les cataractés. M. de
Graefe cite des malades chez lesquels le glaucome fit
éruption pendant la marche croissante de l'opacité cristalline : dans ces cas, nous ne trouvons aucune relation
entre le développement de la cataracte et le glaucome,
dont l'apparition n'est qu'accidentelle. Le fait est constaté, mais la cause reste encore au-dessus de nos recherches.

Position anormale du système lenticulaire. — Lorsque le
système lenticulaire se luxe, sans qu'il y ait aucune
déchirure de la capsule lenticulaire, et qu'il vient en
contact direct avec l'iris, il se produit alors un glaucome secondaire, causé par la position vicieuse de l'appareil cristallin, qui a pour effet de comprimer l'iris et les
procès ciliaires ; ajoutons aussi que, dans ce cas, l'extension de la zonule de Zinn joue un rôle très-important,
en ce que son irritation se propage sur l'iris, et le
procès ciliaire forme alors le point de départ de l'hypersécrétion. On sait, en effet, qu'un nombre considérable
d'yeux affectés d'une luxation congénitale de la lentille
deviennent plus tard glaucomateux. Signalons aussi
que le ramollissement du corps vitré peut produire une
luxation spontanée du système lenticulaire, en détrui-
sant graduellement les attaches de ce dernier, et lorsqu'il n'existe aucune trace d'augmentation de la pression intra-oculaire ; celle-ci se produira aussitôt que la

lentille prendra une position plus ou moins oblique. Nous devons rapporter ici que dans les cas où, après des perforations de la cornée et la rupture partielle de la zonule de Zinn, mais sans solution de continuité de la capsule, le système lenticulaire a pris une position vicieuse, il presse contre une partie cicatricielle inextensible et produit de cette façon l'irritation sécrétoire. On a même vu, à la suite de la destruction totale de la zonule, le cristallin venir se loger dans la cavité staphylomateuse.

Un fait digne de fixer l'attention, c'est que l'extension et le relâchement de la zonule n'entraînent qu'une légère anomalie de position ou mobilité anormale, mais ils occasionnent une augmentation de pression intra-oculaire d'un pronostic très-dangereux par rapport aux cas dans lesquels la lentille perd complétement son attache naturelle et est abandonnée par conséquent à un changement excursif de place. Dans ce dernier cas, le glaucome secondaire ne survient que lorsque la lentille émigratrice vient à se fixer derrière l'iris contre laquelle elle exerce une compression continuelle ou bien qu'elle s'enclave dans l'ouverture pupillaire et interdit par conséquent le libre passage au liquide des chambres de l'œil.

La forme des glaucomes, produits par la luxation de la lentille, est quelquefois celle de la simple augmentation de la pression intra-oculaire (glaucome simple non inflammatoire), mais le plus souvent celle de l'iritis séreuse, ainsi que nous l'avons dit plus haut.

Les opérations pratiquées sur le système lenticulaire, comme, par exemple, la discision de la capsule et de la lentille, le gonflement de celle-ci et de ses fragments par imbibition, enfin l'abaissement de la lentille, sont reconnues aujourd'hui très-dangereuses par rapport à l'augmentation de pression intra-oculaire.

La discision de la cataracte produit beaucoup plus le glaucome secondaire chez les individus très avancés en âge que chez les enfants et les adolescents; en effet, plus les sujets s'avancent en âge, plus aussi le cristallin durcit, et, par conséquent, son influence irritante agit de plus en plus. En second lieu, l'irritabilité sécrétoire est plus grande dans l'âge avancé; en troisième lieu, la prédisposition du nerf optique à l'excavation se produit plus facilement chez les personnes âgées que chez les enfants. Aussi les yeux des enfants, auxquels on pratique la discision de la cataracte, restent-ils plusieurs semaines, plusieurs mois même, dans un état de tension augmentée considérablement, sans qu'ils aient pour cela une excavation du nerf optique; chez les adultes et les vieillards, au contraire cet état de choses n'est guère possible, car chez ces derniers la résorption lente de la substance lenticulaire et la fréquence des réactions fébriles, croissant avec les années, sont autant de causes de glaucomes secondaires.

Nous ne devons pas pratiquer les opérations énumérées plus haut chez des personnes âgées, à cause des suites fâcheuses de l'augmentation de la pression intraoculaire. Le gonflement de la substance lenticulaire, à la suite des plaies pénétrantes de l'œil, mène aussi au glaucome secondaire, par l'augmention de volume du cristallin et la compression qu'il exerce continuellement sur la face postérieure de l'iris; il en résulte une irritation qui se transforme en iritis séreuse ou irido-choroïdite séreuse. C'est en effet pour cette dernière raison que le glaucome prend la forme d'une irido-choroïdite latente.

Le glaucome secondaire, qui suit l'abaissement, prend quelquefois la forme de glaucome simple non inflammatoire : il est produit le plus probablement par l'irritation qu'exerce la lentille déplacée sur le procès ciliaire et le tiers antérieur de la membrane vasculaire ; mais si la lentille fait l'office d'un corps étranger dans l'œil, on voit alors tout le cortége d'une irido-choroïdite très-violente. L'augmentation de la pression intra-oculaire peut diminuer au fur et à mesure que le cristallin abaissé se rapetisse, mais l'œil devient amaurotique.

CHOROÏDE.

Les inflammations aiguës de la membrane vasculaire ne produisent que passagèrement une augmentation de pression intra-oculaire. En effet, dans la première période de ces inflammations la pression interne de l'œil est augmentée ; mais, aussitôt que cette période d'acuité de la maladie est passée, il survient une ré-sorption excessive des liquides de l'œil et, par conséquent, une diminution de la pression ; de toutes les inflammations de la membrane vasculaire, c'est la choroïde séreuse qui mérite le plus de fixer l'attention.

Cette maladie a été invoquée par plusieurs auteurs comme le point d'origine du glaucome inflammatoire type : nous aurons à nous y étendre dans le chapitre de la pathogénie. Pour le moment, il suffit de dire qu'il existe une différence qualitative entre toutes les formes de choroïdite et la forme de choroïdite glaucomateuse, c'est que celle-ci est toujours accompagnée d'une augmentation permanénte de la pression intra-oculaire de l'œil et qu'aussitôt que l'excédant de la pression est enlevé il ne reste aucune trace de cette affection.

Quant à l'irido-choroïdite séreuse non glaucomateuse, elle serait caractérisée par l'opacité du corps vitré, lors même qu'elle ne serait que partiellement diffusée ; on

peut alors néanmoins le constater. La structure du
corps vitré est altérée (liquéfaction). Cette maladie peut
parcourir toutes ses phases sans présenter aucune variation de la pression oculaire; mais, dans d'autres cas,
elle nous offre des changements positifs de la pression
interne et finalement une augmentation permanente de
la pression oculaire avec des conséquences glaucomateuses. Il serait bien difficile d'en donner la raison;
pourtant on a invoqué l'âge des malades et on a dit que la
disposition à l'augmentation de pression s'accroît, en
général, chez les vieillards; on a dit aussi que l'irido-
choroïdite séreuse produit, outre la destruction des cloi-
sons de l'hyloïde, celle de la zonule; par conséquent, la
lentille tombe dans des positions variables, devient,
comme il a été expliqué plus haut, le point de départ
d'une augmentation glaucomateuse de pression, qui
conduit au glaucome secondaire. Enfin, cette maladie
n'a pas encore trouvé place dans la pathologie oculaire,
vu l'absence complète des lésions morbides dans la
membrane vasculaire; car dans les cas où cette maladie se complique d'une lésion du corps vitré (épanchement diffus), on a pu arriver, par l'ophthalmoscope, à
affirmer que la membrane vasculaire n'offrait qu'une
stase sanguine dans les vasa vorticosa.

Les formes de glaucome, qui dépendent de la choroïdite séreuse, sont tantôt monolatérales, tantôt bilatéra-
les, et ceci forme la grande majorité des cas.

Sclérectasie postérieure ou staphylôme postérieur. — Elle
est l'effet d'une scléro-choroïdite postérieure; lorsque la
résistance des enveloppes ne peut plus s'opposer à la
pression qu'exerce sur elles l'hypersécrétion, il en résulte
que la partie la plus faible cède à cette augmentation
de pression et finit par se laisser distendre. Nous voyons
par là que le glaucome peut produire à la longue le
staphylôme postérieur.

Autrefois, toutes les ectasies postérieures développées étaient considérées comme les suites d'un état inflammatoire (scléro-choroïdien), et l'on présumait que le glaucome secondaire pouvait survenir par l'irradiation de l'inflammation en question sur la membrane sécréteur. Aujourd'hui, on rapporte le staphylôme postérieur à un phénomène d'extension : on doit, par conséquent, expliquer, en ce sens, le glaucome qui s'y rattache, ainsi que nous l'avons vu pour le développement du glaucome secondaire résultant des cicatrices ectasiques de la cornée ; cette manière de voir paraît d'autant plus plausible que l'ectasie postérieure siége précisément sur le lieu d'entrée de tous les nerfs importants du globe.

Le glaucome secondaire, qui survient à la suite du staphylôme postérieur, revêt, dans la plupart des cas, la forme simple non inflammatoire.

Les milieux de l'œil restent alors transparents, mais la pression oculaire augmente de plus en plus, la papille du nerf optique s'excave, le champ visuel se rétrécit le plus ordinairement en dedans, et il n'est pas rare de le voir présenter un rétrécissement vertical. La netteté de la vision centrale se perd graduellement, surtout lorsque la diminution du champ visuel s'est prononcée un haut degré.

Cette forme de glaucome secondaire, accompagnant le staphylôme postérieur, semble être déterminée par l'âge des malades ; en effet, la sclérotique offre chez les sujets âgés une très-grande résistance au processus ectasique, d'où résultent une forte rétention de sang veineux et une compression plus ou moins grande de tous les nerfs ciliaires qui la traversent. Dans d'autres cas, on a invoqué le retrait de la sclérotique distendue comme cause de cette forme glaucomateuse, ce qui n'est pas probable, ainsi que l'a démontré M. le professeur Gosselin.

M. de Graefe invoque une disposition héréditaire et dit avoir rencontré dans sa pratique deux familles chez lesquelles le glaucome secondaire s'est développé à la suite d'une myopie préexistante, qui, dans l'enfance, s'était considérablement développée chez plusieurs frères et sœurs ; l'apparition du glaucome secondaire se manifesta dans l'intervalle de la douzième à la dix-huitième année.

Outre que le développement du glaucome secondaire peut se rattacher à la sclérectasie postérieure simple, on peut aussi admettre que lorsqu'une scléro-choroïdite postérieure s'est développée, c'est-à-dire lorsque des altérations de la membrane vasculaire se sont prononcées, il en résulte le plus fréquemment un glaucome secondaire avec une atrophie circonscrite de la membrane vasculaire dans les parties circonvoisines.

Quel est le rôle que joue l'ectasie simple de la sclérotique ou bien de son inflammation consécutive dans la production du glaucome secondaire ? La solution du problème nous paraît impossible et nous nous reportons tout bonnement aux faits observés par la clinique oculaire. Dans l'ectasie simple, il survient le plus souvent un glaucome simple non inflammatoire, qui pourrait être expliqué par le tiraillement des nerfs ciliaires à leur entrée dans le segment postérieur du globe.

La forme de l'excavation du nerf optique, qui caractérise le glaucome secondaire, résultant de la sclérectasie postérieure, ne nous offre pas toujours le caractère principal ou typique d'une excavation de pression : ceci a sa raison d'être ; l'atrophie circonscrite de la membrane vasculaire, entourant déjà le nerf optique, et, dans d'autres cas, se compliquant d'altérations, qui indiquent une choroïdite postérieure, fait comprendre que les bords de l'excavation ne présentent pas alors cette proéminence dépendant essentiellemant de la différence de la résistance qu'offre, d'un côté, la surface papillaire et, de l'autre côté, la zone contiguë des membranes enveloppantes. Cette disposition caractéristique ne peut exister dans une excavation produite par une scléro-choroïdite postérieure.

Les glaucomes secondaires, qui dépendent d'une sclérectasie postérieure, semblent, sans exception, se développer bilatéralement, et, quoique successivement, il ne se déclare, dans l'immense majorité des cas, aucune tendance prononcée vers une formation sympatique, en règle générale, lorsque la maladie est très-avancée sur un œil, on la rencontre à un degré moins fort sur l'autre œil.

RÉTINE, HÉMORRHAGIES RÉTINIENNES.

On ne peut rien dire de précis sur la succession et la fréquence des glaucomes secoudaires aux hémorrhagies rétiniennes. M. de Graefe cite plus de vingt cas de processus hémorrhagiques rétiniens, chez des individus âgés de 40 à 50 ans; chez eux on a constaté quelquefois une artério-sclérose étendue; dans d'autres cas, des altérations sur les parois des vaisseaux de la membrane rétinienne, enfin des troubles fonctionnels divers donnant lieu de croire à une anomalie locale dans la circulation cérébrale.

Lorsqu'un malade se présente à nous se plaignant d'un trouble visuel subit sous la forme de scotomes centraux ou excentriques, nous devons tourner notre attention vers la possibilité d'une hémorrhagie rétinienne, surtout s'il s'ajoute à ce trouble des chromopsies et des photopsies. Enfin, l'examen ophthalmoscopique nous démontre que la cause de tous ces phénomènes est la production d'une hémorrhagie de la membrane nerveuse.

L'extravasation sanguine a son siége, le plus souvent, aux endroits de séparation des vaisseaux moyens ou plus grands, qui peuvent occuper des régions diverses du fond de l'œil; cependant ces hémorrhagies atteignent de préférence le voisinage de la papille du nerf optique et de la tache jaune. Elles ont une forme striée ou irrégulière tachetée, rarement ronde et régulière, comme dans d'autres maladies par exemple.

Ces foyers hémorrhagiques font quelquefois éruption sous l'hyaloïde et, après s'être dispersés, peuvent se réunir dans le corps vitré, y former des opacités floconneuses en nombre variable; les veines de la membrane nerveuse sont le plus souvent fortement distendues. Quant la maladie a débuté de cette façon et qu'elle est restée pendant un certain temps au même degré d'intensité, même lorsqu'elle subit une légère rémission, il survient de nouveaux symptômes consécutifs, tantôt plus légers, tantôt plus graves. Nous voyons jusqu'à présent toute la physionomie d'une hémorrhagie de la rétine dépendant d'une artério-sclérose avec ou sans dégénérescence athéromateuse du tissu connectif des vaisseaux, et, en effet, l'altération morbide peut se borner à ce que nous avons dit plus haut, ou bien il peut se montrer invariablement des symptômes consécutifs périodiques pendant que les foyers les plus anciens disparaissent très-graduellement. Enfin, il peut se faire que l'hémorrhagie rétinienne se résorbe complétement et, dans ce cas, on observe presque toujours des atrophies partielles de tissu rétinien correspondant aux régions qui étaient le siége de l'hémorrhagie. A un autre groupe de cas d'hémorrhagies rétiniennes, qu'il est difficile de reconnaître d'avance, le glaucome secondaire se joint après une durée variable de quinze jours à six mois.

La forme du glaucome secondaire, dans ces cas, est très-diverse ; tantôt, il se présente des accidents de glaucome inflammatoire avec de nouvelles hémorrhagies nombreuses ; ou bien on observe une augmentation de tension tout à fait graduelle sans qu'il survienne d'inflammation ; mais, le plus souvent, l'augmentation de la tension est suivie des symptômes inflammatoires subaigus ou aigus. Dans ce cas la névrose ciliaire est intense, lors même que l'augmentation de la tension interne n'est pas énorme.

Le trouble du corps vitré, si l'examen ophthalmoscopique est possible, montre un épanchement sanguin très-considérable ; de même le trouble du liquide des chambres a souvent un caractère hémorrhagique et produit des hyphémas périodiques. Si la maladie est abandonnée à elle-même, on voit bien souvent, après un violent accès inflammatoire, que le malade perd subitement la faculté visuelle, et que la pression oculaire diminue immédiatement après cet accident.

Il serait à penser qu'à l'époque où le malade perd sa faculté visuelle coïncide un décollement hémorrhagique de la rétine, ainsi que l'a remarqué M. de Graefe, après l'énucléation de l'œil dans un cas semblable.

Les glaucomes secondaires, qui suivent l'hémorrhagie rétinienne, sont très-intéressants par rapport au cadre nosologique du glaucome en général. Cela nous ramène à dire quelques mots sur l'artério-sclérose qui avait jadis cours dans la science comme cause fondamentale du glaucome type. Cette causalité ne peut être ni prouvée, ni réfutée, par la raison que la cause prédominante du développement du glaucome type est la production d'une hypersécrétion qui ne peut être rattachée

à l'artério-sclérose ; car celle-ci ne produit qu'un glaucome secondaire, dont nous avons plus haut montré
le mécanisme. La véritable cause déterminante du
glaucome type reste encore obscure, attendu que l'affection artérielle, ainsi que son effet sur la rétine, ne
produit qu'un glaucome secondaire ; d'un autre coté, la
rétine n'a aucune action sur le système nerveux ciliaire ;
on ne peut lui attribuer une influence sur le développement du glaucome type ; et la pathologie oculaire ne
pourrait en donner une explication compréhensible,
attendu que toutes les affections rétiniennes n'entraînent pas après elles un glaucome type ; cependant, nous
pouvons dire qu'il existe dans la production du glaucome
secondaire, tant soit peu, une connexion directe avec
l'affection vasculaire ; en ce sens que, par l'altération
des parois des vaisseaux, il survient une disposition
anormale déterminant le glaucone dans ce cas.

L'affection que nous venons de décrire est désignée
par les auteurs sous le nom de glaucome hémorrhagique ou apoplectique ; quant à nous, nous ne pouvons le
considérer que comme un glaucome secondaire, vu que
la sclérose des vaisseaux rétiniens et leur conséquence
hémorrhagique ont pour effet de produire une inflammation glaucomateuse.

NERF OPTIQUE.

Les affections du nerf optique n'offrent jamais un
agent palpable qui détermine une augmentation glaucomateuse de pression. Ce qui est admis aujourd'hui,
dans la pathologie oculaire, c'est que la première cause
déterminante agit et sur le nerf optique et sur l'exagération de la pression intra-oculaire, comme dans le
glaucome type.

CHAPITRE VI.

I. *Cornée.* — Du côté de cette membrane nous citons en première ligne le staphylome cornéen, que nous avons vu faire naître le glaucome secondaire ; nous n'y reviendrons pas. Nous voyons aussi survenir dans le glaucome chronique des ulcérations à la suite de la pression intra-oculaire longtemps prolongée. Ces ulcérations sont dues aux modifications nutritives que subit cette membrane à cause de l'obstacle qu'apporte l'augmentation de la pression dans l'arrivée des matériaux nutritifs. On constate alors un sphacèle partiel qui marche en augmentant, à tel point que la membrane cornéenne est détruite en partie. Cette destruction partielle et superficielle de la cornée n'amène que rarement la perforation. Il arrive le plus ordinairement que ces ulcères, ainsi produits, se réparent et se cicatrisent après l'opération de l'iridectomie.

II. *Sclérotique.* — Nous avons omis à dessein la description des altérations organiques qu'offre cette membrane, dans la forme chronique du glaucome, pensant qu'il est rationnel de les décrire ici, parce que ces désordres ne se rencontrent pas dans toutes les variétés de la forme chronique ; elles pourraient plutôt être considérées comme des complications.

Nous savons que le processus glaucomateux a pour effet de produire une quantité variable de sérosité s'épanchant dans l'intérieur du globe ; mais comme le contenant, c'est-à-dire la sclérotique, ne se laisse que difficilement distendre, et comme d'un autre côté, la compression du corps vitré augmente aussi la résistance, vu que les liquides sont peu compressibles, il en résulte que cette augmentation de la pression intra-oculaire portera tout entière sur la slérotique qui subira tout l'effort de la pression. Cette disposition anormale est d'autant plus favorisée chez certains individus, que la consistance de la sclérotique à l'état physiologique est plus mince; dans ces cas ses fibres s'écartent par place, et la résistance de ce côté une fois diminuée, on comprend facilement que la choroïde poussée par le corps vitré, s'engagera dans les interstices des fibres dissociées et formera des saillies à la surface de la sclérotique; c'est le staphylôme sclérotico-choroïdien antérieur, que l'on voit occuper le cercle ciliaire et faire de petites tumeurs plus ou moins saillantes entre les insertions des muscles droits de l'œil. Tel est le mécanisme qui amène la production du staphylôme sclérotico-choroïdien. Il n'est pas rare de voir à une période très-avancée de la maladie que l'injection périkératique augmente et se dessine de plus en plus; on constate alors, dans l'endroit où les vaisseaux conjonctivaux perforent la sclérotique pour se continuer avec ceux du cercle ciliaire, de petites élévations situées à une distance de 4 à 5 millimètres du bord cornéen. Leur place de prédilection est due, ainsi que nous l'avons vu plus haut, à la texture physiologique que présente la sclérotique en cet endroit. Lorsque ces staphylômes sclérotico-choroïdiens augmentent de hauteur et de largeur, à la suite de la pression interne, ils acquièrent un volume considérable et la sclérotique offre par transparence une coloration bleuâtre ou bleu foncé qui remplace sa couleur normale blanc mat.

Il arrive quelquefois d'observer le staphylôme postérieur chez les glaucomateux.

Ce staphylôme se présente comme chez tous les

myopes sous une forme de tache blanchâtre semilunaire, embrassant la moitié ou la totalité externe de la papille du nerf optique. La sclérotique dans cet endroit-là est dénudée de la choroïde et forme une legère saillie en arrière; mais de l'existence de ce staphylôme on ne peut pas conclure qu'il soit la conséquence du glaucome. Parfois l'on constate que le staphylôme postérieur précède l'attaque glaucomateuse et, dans ce cas, l'œil était myope antérieurement.

III. *Iris.* Il n'est pas rare de voir se déclarer le glaucome sur des yeux qui ont eu des iritis avant l'attaque glaucomateuse; aussi voyons-nous alors des synéchies postérieures accompagnant la maladie.

Une autre complication est, du reste, la conséquence de la pression intra-oculaire, c'est l'atrophie de l'iris. Nous avons précédemment vu, dans la forme chronique surtout, que l'iris se décolore, perd sa structure fibrillaire, effet de la pression intra-oculaire. M. Desmarres (1) dit « que l'iris perd par place l'uvée iridien, de sorte que l'on aperçoit une petite traînée blanche semblable à une bandelette fibro-albumineuse. » L'iris peut être réduit à un simple limbe transparent qui encadre une pupille large irrégulièrement dilatée : l'atrophie est donc complète.

Cette complication est aussi plus fâcheuse du côté du pronostic de la maladie que du côté de son traitement; car, dans ce cas, l'iris est très-difficile à saisir pour en faire l'excision, et l'amélioration qu'apporte l'opération n'est due qu'à l'évacuation de l'humeur aqueuse.

IV. *Cristallin.* — Une des complications fréquentes du glaucome est celle que nous trouvons du côté du cristallin. Celui-ci, en effet, devient souvent opaque, ce

______

(1) Desmarres, t. III, p. 732.

qui donne lieu à la formation d'une cataracte. Avant la découverte de l'ophthalmoscope et avant que l'on possédât le moyen de guérir le glaucome, le nombre des cataractes glaucomateuses était tellement grand que même MM. Denonvilliers et Gosselin (1) ont cru utile de conserver dans la classification du glaucome une catégorie à part, qu'ils ont désignée sous le nom du glaucome avec cataracte. Les cataractes glaucomateuses sont à présent beaucoup plus rares, justement à cause de cette circonstance que nous avons la possibilité d'arrêter à temps la marche progressive de cette affection, car les malades ne restent pas impassibles jusqu'à ce qu'ils perdent complétement la vue, sans venir solliciter les secours de l'art.

Mackenzie bâtit sa théorie sur le développement du glaucome aux différentes lésions qu'offre le cristallin ; Sichel considère les altérations de la lentille comme une période ultime de la maladie.

Quant à nous, nous n'admettous ces modifications du cristallin que comme une complication de la maladie.

La cataracte, dite glaucomateuse, n'est pas un symptôme constant, car, d'après les idées généralement admises aujourd'hui, le cristallin ne devient opaque que dans la période très-avancée de la maladie, c'est-à-dire lorsque cette dernière a duré longtemps et a passé à l'état complet; dans les autres périodes de la maladie, le cristallin reste transparent, surtout chez les jeunes sujets dont la sclérotique est encore douée d'un degré plus ou moins grand d'extensibilité. On doit considérer le développement de la cataracte comme une conséquence des troubles survenus dans la nutrition de la choroïde et du corps vitré ; par suite de la pression intra-oculaire exa-

(2) Traité des maladies des yeux, p. 751, Paris, 1855.

gérée et continue, le tissu choroïdien s'atrophie et un grand nombre de ses vaisseaux s'oblitèrent.

Lorsque l'on constate l'atrophie complète de l'iris, il est presque habituel de voir le cristallin s'opacifier. Dans le cas où il y a une cataracte commençante, celle-ci prendra une marche galopante. si le glaucome vient à se déclarer sur l'œil affecté de la cataracte.

Lorsque l'opacité cristalline survient comme complication, la maladie est presque incurable, car cette opacité est l'indice d'un désordre très-grand dans les membranes internes de l'œil ; à ce moment le malade ne distingue plus le jour des ténèbres et la cécité est complète.

La cataracte glaucomateuse est molle, très-volumineuse ; elle est d'une couleur grisâtre, mais le plus souvent verdâtre, surtout dans la cataracte demi-dure, dont le noyau présente une coloration jaune ambré, ainsi que l'a démontré Sichel. Lorsque le cristallin se modifie ainsi dans sa nutrition à la suite de l'hypersécrétion interne, il se gonfle, s'hypertrophie et se projette en avant, de manière à être en contact direct avec la face postérieure de l'iris dont il semble être coiffé. Il arrive alors, à la suite de la pression longtemps prolongée sur le cristallin, que celui-ci tend de plus en pus à s'avancer vers la face postérieure de la cornée. On comprend dès lors que, si cette dernière est en voie d'ulcération, elle laissera échapper le cristallin luxé après une compression longtemps exercée par lui sur la membrane cornéenne ulcérée ; on a vu alors le cristallin venir se loger sous la conjonctive : ce cas est excessivement rare.

La cataracte glaucomateuse n'est point opérable à cause des désordres des membranes internes de l'œil, ainsi que nous l'avons dit plus haut.

V. *Corps vitré.* — Nous savons les relations intimes qui existent entre la choroïde et le corps vitré et que par conséquent les altérations de la première réagissent immédiatement sur le second. Les modifications subies par le corps vitré amènent dans sa transparence un trouble plus ou moins prononcé, que M. Desmarres désigna sous le nom de jumenteux. Ce trouble diffus du corps vitré est surtout intense durant l'attaque glaucomateuse; si l'on examine le fond de l'œil à l'aide de l'ophthalmoscope (et, dans ce cas, le miroir réflecteur est bien suffisant pour apprécier les altérations de cet organe), on voit que ce dernier est infiltré de sérosité et présente des petits corps opaques, floconneux, filiformes, mobiles par les mouvements que l'on imprime à l'œil. Dans d'autres cas, on constate, dans le corps vitré, un véritable épanchement sanguin qui lui donne une coloration grisâtre plus ou moins uniforme, selon la quantité de sang épanché. Dans ce dernier cas, si l'on voulait constater les divers phénomènes que nous avons décrits du côté de la papille, on s'apercevrait que celle-ci apparaît, comme l'a si bien dit M. Desmarres, à la manière de la lune vue à travers une atmosphère nuageuse.

Il est évident que le trouble que l'on aperçoit dans ces conditions est aussi en partie développé dans le cristallin et la cornée et que tous les milieux subissent, par la pression intra-oculaire exagérée, un arrêt de nutrition, deviennent troubles et s'infiltrent même par le liquide séreux épanché. Mais ce qu'il y a de remarquable dans cette infiltration, c'est qu'elle se produit seulement dans le glaucome aigu et pendant la période d'attaque, mais que, aussitôt que l'attaque aiguë est dissipée, la transparence revient de nouveau. Dans le glaucome simple, le corps vitré reste complétement transparent; ce n'est que dans des cas, tout à fait exceptionnels, que l'on voit des petits flocons isolés nager dans ce même liquide.

CHAPITRE VII.

ANATOMIE PATHOLOGIQUE DES AFFECTIONS GLAUCOMATEUSES.

Les divers phénomènes morbides que nous avons rencontrés dans l'étude symptomatologique des différentes formes du glaucome peuvent être rattachés à des altérations diverses du côté des membranes internes, ainsi que du côté du nerf optique. Les autopsies qui ont pu être faites sont malheureusement trop peu nombreuses pour nous donner une idée exacte de la complexité de la maladie et surtout de sa nature, recherchée longtemps par les auteurs. N'ayant pas eu l'occasion d'assister à l'autopsie d'un œil glaucomateux, nous ne pourrons soutenir que ce que l'ophthalmoscope nous a appris dans le cours de nos études à ce sujet ; mais, cependant, nous ajouterons les exemples de dissection d'yeux glaucomateux cités dans la science ophthalmologique.

Le caractère anatomique appréciable à l'ophthalmoscope est l'excavation glaucomateuse (voyez glaucome chronique inflammatoire et non inflammatoire). Nous n'y reviendrons pas. Quant aux altérations anatomiques que l'on observe dans les formes aiguës et chroniques, ce sont les suivantes : outre le trouble diffus des milieux réfringents de l'œil, pendant l'attaque du glaucome aigu, nous constatons un autre ordre de lésions anatomiques du côté de la choroïde et de l'iris. On voit dans la forme aiguë, après l'attaque du glaucome, que la choroïde est congestionnée ; ses vaisseaux capillaires sont dilatés et gorgés de sang noir.

Les altérations, dont la choroïde est le siége au début de la maladie, se montrent dans la couche épithéliale et les cellules de son stroma. Ces cellules perdent, à un degré plus avancé, leur forme régulière, pâlissent et finissent par se détruire complétement.

A cette période l'atrophie choroïdienne commence, si l'intervention de l'art ne met pas fin à la marche désorganisatrice de la maladie. Dans ce cas, le vasa-vorticosa s'atrophie ; quelquefois même les vaisseaux les plus volumineux s'oblitèrent ; la couche pigmentaire disparaît et il ne reste finalement de la membrane choroïdienne que les fibrilles les plus ténues, qui forment la membrane élastique réticulaire peu vasculaire. Enfin, à la période ultime de la maladie, la choroïde se réduit à une simple membrane transparente, sans aucune structure, et adhérant anormalement à la sclérotique.

La membrane iridienne participe à cette atrophie : en effet, elle est décolorée, se réduit à un limbe de tissus cellulaires lâches ; ses vaisseaux et ses nerfs sont complétement atrophiés.

La rétine reste exempte de toute altération au début de la maladie ; cependant, on y observe parfois des ecchymoses. Lorsque la maladie a persisté plus ou moins longtemps, la membrane rétinienne reçoit un contre-coup qui se traduit, en général, par son atrophie. La couche des bâtonnets se conserve à une certaine période, mais la couche granuleuse interne, les cellules ganglionnaires, ainsi que les fibres nerveuses subissent une atrophie progressive, qui est liée avec le degré de refoulement du nerf optique ; en un mot, en conséquence de l'exagération de la pression intra-oculaire. Les veines rétiniennes sont dilatées, gorgées de sang, tandis que les artères de cette membrane sont pâles, amincies : on a même signalé leur dégénérescence athéromateuse ou graisseuse.

Le corps vitré est liquéfié dans la majorité des cas et principalement dans le glaucome chronique. L'humeur aqueuse a été recueillie pendant l'iridectomie et examinée par le Dr Testelin (1) qui y a constaté la présence du globule du pus. Le même auteur nous fournit l'observation d'un femme qui, après avoir subi l'opération de l'iridectomie pour remédier à un glaucome, succomba à une maladie du cœur, dont elle était atteinte. L'autopsie de son œil glaucomateux fut faite; le corps vitré, qui était assez ferme et transparent, offrait une teinte légèrement ambrée et était parcouru çà et là par des stries irrégulières d'une teinte gris sale, constituées par une prolifération de grandes cellules rondes sans noyau. La choroïde n'offrait d'autre altération qu'une diminution de pigment ; la papille du nerf optique et la rétine étaient intactes.

MM. de Graefe et le Dr Schweigger (2) nous donnent l'observation anatomo-pathologique d'un cas de glaucome chronique de l'œil droit chez une femme âgée de soixante ans, à laquelle M. de Graefe fut obligé de faire l'extirpation du bulbe, après avoir vainement tenté de combattre, par l'iridectomie, les symptômes inflammatoires qui s'étaient manifestés depuis quelque temps.

« Le corps vitré était liquéfié en grande partie; les couches externes de l'hyaloïde, entièrement unies à la rétine près de l'ora-serrata, étaient parsemées de grandes cellules arrondies, à plusieurs noyaux et à contours troubles. Le stroma de la choroïde présentait, en diffé-

(1) Ann. d'ocul., p. 214, t. IV, 1966.
(2) Archiv für opht. t. VI, deux. partie, p. 254.

Emin.   6

rents endroits, des amas de cellules pigmentaires des cellules du stroma étaient décolorées, d'autres avaient subi
la transformation graisseuse.

« Le nerf optique était profondément excavé ; les
parois de l'excavation étaient lisses ; le fond dépassait
le niveau externe de la sclérotique. La couche ganglion-
naire de la rétine était atrophiée, les vaisseaux rétiniens
étaient gorgés de sang ; il existait de nombreux points
hémorrhagiques à la surface de la membrane nerveuse ;
plusieurs de ces épanchements sanguins avaient tra-
versé les couches rétiniennes et touchaient à l'épithélium de la choroïde. »

Nous trouvons insérée dans les *Archiv für ophth.*
par M. le Dr Schweigger (1) une observation anatomo-pathologique très-intéressante au sujet du glaucome parvenu à sa dernière période :

« L'auteur fit durcir l'œil dans une solution de chromate de potasse ; il le coupa en deux par une section
passant à travers son équateur.

« Le corps vitré était infiltré de cellules à contours
granuleux ; il adhérait fortement à la rétine dans le
voisinage de la papille du nerf optique, qui était profondément excavée, et près de l'ora-serrata. L'iris était
soudé à la membrane de Descemet ; son tissu atrophié,
le cristallin cataracté et la capsule restée intacte. Le
stroma de procès ciliaire et de la choroïde renfermait
de nombreux foyers purulents. Le pigment de la couche épithéliale de la choroïde était devenu plus rare ;
la rétine était profondément altérée en certains endroits
bien circonscrits. On remarquait spécialement, sous ce
rapport, une portion de la membrane nerveuse, située
près de l'entrée du nerf optique, de forme rhomboïdale,

(1) Archiv für ophth., t. V, 1er partie, p. 1-100.

longue dé douze millimètres et large de six à la rétine, notablement amincie. La couche épithéliale de la choroïde adhérait fortement à la rétine, les cellules épithéliales étaient altérées, déformées ; la rétine était infiltrée de pigment, identique au pigment choroïdien ; partout où elle renfermait du pigment, elle était atrophiée à un haut degré ; il semblait qu'en certains endroits de la rétine le pigment se fût développé sur place autour des vaisseaux. »

CHAPITRE VIII.

PATHOGÉNIE DU GLAUCOME TYPE.

Le chapitre que nous abordons a été diversement interprété par les ophthalmologistes ; les différentes doctrines émises à cet égard, dans les dernières années, ont reçu plus ou moins l'approbation de la part des praticiens.

Nous avons décrit très-sommairement, dans le premier chapitre de notre travail, les différentes théories invoquées par les anciens auteurs. Nous arrivons à la seconde époque, où les travaux remarquables de M. de Graefe ont jeté une éclatante lumière sur la question qui nous occupe.

Théorie de M. de Graefe. — Tous les phénomènes que nous avons vus apparaître dans les différentes variétés de ces affections, doivent être rapportés à l'exagération de la pression intra-oculaire résultant d'une infiltration séreuse, diffuse, du corps vitré et de l'humeur aqueuse; voilà la cause qui est universellement admise aujourd'hui.

Quelle est la nature de la modification pathologique qui préside au développement de cette infiltration sé-

reuse? Quel est son point de départ ou autrement dit
son origine dans l'œil? C'est ce que nous tâcherons d'é-
lucider de notre mieux.

L'hypersécrétion, qui est l'agent de l'exagération de la
pression interne, ne doit pas être rapportée à une lésion matérielle de la membrane choroïde (choroïdite
glaucomateuse, choroïdite séreuse ou irido-choroïdite, etc.); car, si nous voyons cette membrane présenter des phénomènes morbides, nous ne devons les
rattacher qu'aux conséquences de cette hypersécrétion.

Quelles sont les raisons qui nous font accepter la
doctrine de l'hypersécrétion? M. de Graefe a le premier montré, dans son mémoire à l'Institut de France,
que le fait essentiel dans les affections glaucomateuses
est l'augmentation de la pression intra-oculaire, aussi
nous ne saurions rien ajouter à ce qu'en a dit ce savant
chirurgien.

« La première preuve, en faveur de l'hypothèse de
la pression oculaire, c'est la modification de la circulation dans les veines sous-conjonctivales. Il est reconnu
que, pendant le stade d'inflammation, le système des
vaisseaux ciliaires antérieurs est fortement injecté; que
plus tard les artères reprennent plus ou moins leur
calibre ordinaire, tandis que les grosses branches vei-
neuses de la conjonctive se recourbent et se dilatent,
s'anastamosent en arcade au pourtour de la cornée, et
finissent par présenter l'aspect que Sichel père a désigné sous le nom d'injection veineuse, et Beer, sous
celui d'injection artéritique, et que l'on a considéré
comme un signe pathognomonique du glaucome. Le
retrait des artères finit par dépasser, plus tard, leur calibre normal, et il entraîne après lui une atrophie progressive du tissu cellulaire sous-conjonctival, qui se

décèle par une prédominence plus marquée de la teinte blanche de la sclérotique ; on voit alors les veines se dessiner comme des traînées isolées d'un rouge foncé sur un fond blanc porcelaine, blanc de cire, grisâtre ou bleuâtre, quand il y a commencement d'ectasie.

Les anciens auteurs avaient déjà fait remarquer que le blanc de l'œil, entre les vaisseaux artéritiques, prend une teinte particulière, cadavérique ; cette teinte est due aux staphylomes antérieurs ainsi qu'à l'amincissement de la sclérotique, effet de l'hypersécrétion.

La dilatation des veines s'explique très-bien par un obstacle mécanique apporté à la circulation profonde de l'œil ; si, par l'augmentation de la pression dans l'espace circonscrit par la choroïde et le système cristallinien, le sang cesse de circuler assez librement à travers les veines profondes, surtout à travers les *vasa vorticosa*, il reflue vers les veines superficielles et les veines ciliaires antérieures, qui débouchent dans les veines des muscles de l'œil : ses vaisseaux de dérivation se développent alors sans former de circulation collatérale.

La dureté du bulbe oculaire glaucomateux a été signalée de longue date. Comme on ne peut pas admettre, pour expliquer par un changement dans la sclérotique, l'augmentation de la résistance du bulbe, il faut en chercher la cause dans une distension des membranes due à l'augmentation de la quantité de liquide qu'elles contiennent.

La dilatation et l'immobilité de la pupille ne sont pas déterminées, on le sait, par la perte de la vision ; s'il en était ainsi, la pupille devrait se rétrécir, lorsque la lumière frappe l'œil sain, comme cela a lieu dans les cas de paralysie de la rétine de l'un des yeux ; le diamètre de la pupille devrait varier dans les mouvements de rotation du bulbe, dans l'accommodation de l'œil et par l'occlusion des paupières. Il n'est pas rare aussi, qu'après les premières attaques glaucomateuses, la vision se rétablisse tout à fait ou en partie, et que, malgré cela, la pupille conserve ses caractères anormaux. Nous devons attribuer l'affection pupillaire à une irido-plégie, c'est-à dire à la paralysie des nerfs ciliaires, effet de l'augmentation de la pression intra-oculaire.

Un phénomène analogue à l'irido-plégie, c'est l'anesthésie de la cornée; elle aussi s'explique par la compression que subissent les nerfs de cette membrane, par l'augmentation de la pression intra-oculaire. A ce symptôme s'en ajoute un autre, qui est l'aplatissement de la chambre antérieure, résultant de deux causes différentes, savoir : diminution de la convexité de la cornée et voussure de l'iris en avant. L'aplatissement de la cornée, que l'on constate par la comparaison avec un second œil sain au moyen des images réfléchies, est un argument précieux en faveur de l'augmentation de la pression intra-oculaire. »

Parmi les signes ophthalmoscopiques, c'est le pouls artériel qui suggéra à M. de Graefe l'idée d'une augmentation de la pression. Il est positif que la compression des artères à l'extérieur de l'œil peut développer le pouls artériel de la retine; d'un autre côté, l'augmentation de la pression intra-oculaire est l'unique cause du pouls artériel, mais il est indifférent, en effet, pour que le pouls se développe, que le bulbe soit comprimé par le doigt ou par une accumulation de liquide à l'intérieur. Les autres phénomènes fonctionnels, que l'on observe dans les affections glaucomateuses, sont aussi sous la dépendance de l'exagération de la pression.

En résumé, M. de Graefe appuie sa doctrine sur le

contrôle thérapeutique; en effet, tous les moyens qui
ont pour but de diminuer ou d'arrêter l'exagération de
l'hypersécrétion, sont ceux auxquels nous avons re-
cours actuelleuent. Les mydriatiques, les ponctions éva-
cuatrices, l'iridectomie, enfin, donnent des résultats
heureux, ainsi que nous l'avons constaté nous-même
par nos observations. Après avoir détaillé la doctrine de
M. de Gráefe, comme la plus vraisemblable, nous nous
demandons quel est le point de départ de cette hypersécrétion?

Parmi les localisations invoquées par les différents
auteurs, Sichel père a le premier considéré les différentes phases de l'inflammation de la choroïde comme
cause du tableau symptomatologique du glaucome;
d'un autre côté, s'il s'agit d'une lésion de la choroïde,
dit Follin (1), « ce n'est pas de celles qui ont pour caractère pathologique des exsudats ou des plaques hémorrhagiques. Cette membrane, en effet, ne présente
rien de semblable, à part un degré de congestion mécanique, en quelque sorte; c'est tout ce que l'ophthalmoscope nous a révélé au début de la maladie. Follin ajoute
ensuite qu'en considérant la transparence des milieux
de l'œil au début et dans la forme aiguë, il croit avoir
affaire à une infiltration diffuse du corps vitré et de
l'humeur aqueuse par une sérosité qui est l'agent
principal de l'augmentation de la pression intra-oculaire, et il explique par la doctrine précédente tous les
phénomènes morbides déjà mentionnés. Il ajoute plus
loin ces lignes : c'est une affection de nature inflammatoire, car, dit-il, on voit dans le plus grand nombre
des cas que la phlegmasie franche de l'iris s'associe à
un autre plus profonde. »

(1) Leçons, etc., p. 108.

Il me paraît que le regrettable chirurgien avait accepté pleinement ce que le professeur de Berlin (1) a émis sur ce sujet. Somme toute, ce dernier considère le glaucome comme une sorte de choroïdite spéciale ou une irido-choroïdite avec infiltration diffuse de sérosité dans le corps vitré et l'humeur aqueuse. Dans le cas où les signes de cette choroïdite ou irido-choroïdite manquent complétement, M. de Graefe insiste toujours sur l'hypersécrétion sans en donner la raison.

Nous avons vu que la sclérotique ne présente rien de particulier dans la forme aiguë et, si nous la voyons altérée dans la forme chronique, ces modifications ne sont produites dans cette dernière que secondairement, ainsi que nous l'avons établi. Disons cependant que MM. Cusco et Coccius ont rapporté les phénomènes du glaucome aigu à une soi-disant inflammation de la surface interne de la sclérotique, qui amène une compression excentrique par le retrait de la membrane fibreuse.

M. Hancok prétend que le glaucome type est dû à une maladie constitutionnelle dans laquelle le sang est altéré et les vaisseaux sont malades. Cette opinion n'est qu'hypothétique, car l'expérience journalière démontre que le glaucome n'est pas plus fréquent chez les goutteux et les rhumatisants que chez les autres sujets. Il avance (2) aussi l'hypothèse d'une contraction spasmodique du muscle ciliaire : la preuve qu'il apporte à l'appui de cette hypothèse, c'est que, dans le glaucome, l'œil est le siége d'une constriction circulaire au point correspondant au muscle ciliaire, que les vaisseaux situés autour de cette partie sont très-engorgés. L'opération

(1) De l'iridectomie appliquée aux affections glaucomateuses, Ann. d'ocul., p. 228, 1858.
(2) Thèse de A. Jaumes, p. 207, Montp. 1861.

proposée par cet auteur est considérée par la plupart des auteurs comme une modification de l'iridectomie. Quant à nous, ne pouvant pas admettre ce prétendu spasme, nous ne nous étendrons pas davantage sur cette théorie.

M. Tavignot, dans la séance de l'Académie des Sciences du 23 février 1846 (1), résume dans les conclusions suivantes les résultats de ses investigations sur le glaucome :

1° C'est à tort que l'on a voulu considérer le glaucome comme une maladie de la rétine, de la choroïde, du corps vitré, etc.

2° Le glaucome est une affection générale de l'organe de la vue, ayant pour caractère invariable sa désorganisation successive, lente ou rapide, selon les différents tissus.

3° L'origine des glaucomes n'est autre qu'une perturbation fonctionnelle du système nerveux ciliaire.

4° Le glaucome est-il accompagné dans sa marche de douleurs excessivement vives, il est alors sous l'influence d'un état névralgique des nerfs ciliaires.

5° Le glaucome parcourt-il ses périodes sans présenter les phénomènes névralgiques, il est le résultat d'une paralysie complète ou incomplète de ces mêmes nerfs ciliaires.

6° Le glaucome n'est donc autre chose, en définitive, qu'une désorganisation chronique de l'œil, analogue sous tous les rapports à la désorganisation aiguë qui survient après la section de la cinquième paire pratiquée sur les animaux.

7° Le traitement du glaucome se déduit logiquement de sa nature : traitement de la névralgie, quand il

(1) Gaz. méd., p. 184.

existe des douleurs concomitantes ; traitement de la paralysie, quand il n'existe pas de douleurs névralgiques.

Le même auteur, en 1853 (1), proposa d'ajouter aux deux formes primitivement admises (paralytiques, névralgiques) une troisième forme sous le nom de glaucome phlegmasique. Il ajoutait (2) que cette dernière forme est susceptible d'adopter le type aigu et le type chronique. Elle mériterait, dans le premier cas, le nom d'apoplexie capillaire de l'œil ; dans le second, elle établirait de préférence ses premières manifestations du côté de l'iris pour s'étendre ensuite sur les autres parties de l'œil.

Nous ne saurions appuyer la théorie que nous venons de décrire; car, pour nous, le point essentiel à prendre en considération dans le affections glaucomateuses est l'exagération de la pression intra-oculaire, et les phénomènes que l'on observe ne sont que la conséquence de l'augmentation de cette pression intra-oculaire.

La théorie de M. Magni (3) se résume dans les conclusions suivantes :

« Quel est le véritable siége du glaucome ? Quelques ophthalmologistes le placent dans une dégénérescence spéciale du corps vitré ; d'autres dans la rétine ; ceux-ci dans le cristallin ; ceux-là dans la choroïde. Au milieu de cette divergence d'opinions, il faut convenir que chaque théorie trouve sa raison d'être dans la variété des altérations qui s'étendent à tous les tissus de l'œil, quand l'organe est affecté depuis plusieurs mois. La doctrine la plus accréditée considérait le glaucome comme

(1) Gaz. des hôp., p. 197.
(2) Monit. des sciences méd. et pharm. 1er mars 1860.
(3) Ann. d'ocul., p. 160, t. XLIX, 1863, et Union méd., 1862, n° 142 p. 420.

une choroïdite, avec exsudation séreuse entre la rétine et la choroïde; mais, lorsqu'au moyen de l'ophthalmoscope, on a pu exclure cette altération, toute l'attention s'est alors portée sur la papille du nerf optique présentant une excavation insolite et une direction anormale des vaisseaux sanguins ; pendant que le calibre des artérioles est diminué, celui des veines est dans un état de turgescence ; par le fait de ces dispositions, l'on dirait la surface papillaire repoussée sur un plan postérieur à celui de la rétine. On observe, en outre, sur cette membrane de petits foyers hémorrhagiques, tandis que la choroïde ne présente aucune lésion appréciable. »

L'examen anatomo-pathologique a conduit M. Magni à émettre l'opinion suivante : « Le point de départ du glaucome consiste dans l'atrophie des nerfs ciliaires; cette atrophie rend parfaitement compte, dit-il, des phénomènes qui se présentent dans la période de début, dans la période d'état, ainsi que dans la progression du mal, et la raison c'est que les nerfs ciliaires résident sur le procès ciliaire et sur l'iris. »

La théorie de M. Donders diffère de la précédente en ce que cet auteur considère le point de départ du glaucome dans un état morbide des nerfs ciliaires. La lésion primitive consiste dans une hyperesthésie, ou mieux dans un surcroît d'action des nerfs sécréteurs de l'œil, d'où résulte une hypersécrétion, cause et agent pour cet auteur de l'augmentation de la pression intra-oculaire. La maladie débute toujours par la forme chronique non inflammatoire.

Au moment où nous terminons cet exposé des différentes théories produites pour expliquer l'origine du

glaucome, nous croyons ne pouvoir mieux faire que de
donner une leçon recueillie au cours cliniqne de M. le
professeur Gosselin, leçon qui nous paraît résumer pra-
tiquement toutes les vérités acquises aujourd'hui par
la science.

*Extrait de la leçon clinique du 21 décembre 1869 à l'hô-
pital de la Charité :* « Messieurs, au numéro 4 de la
salle Sainte-Vierge est un homme âgé de 48 ans, qui
nous présente à étudier des lésions à la fois rares et
curieuses de l'appareil de la vision. Ces lésions portent
à la fois sur l'œil gauche et sur l'œil droit; mais ce
dernier est devenu complétement inutile depuis l'âge
de douze ans, tandis que l'autre n'est malade que depuis
une époque beaucoup moins éloignée. Je vous parlerai
donc d'abord de l'œil gauche. Il y a dix-huit mois que
le malade a commencé à ressentir de ce côté quelques
phénomènes, dont il nous donne une description assez
vague, mais qui peuvent se résumer de la manière
suivante : il y a eu d'abord une période dans laquelle
il voyait, en regardant la flamme d'une chandelle,
toutes sortes de couleurs qui paraissaient comprendre
les diverses nuances de l'arc-enciel; puis, à une seconde
période, très-voisine de la précédente, survinrent des
douleurs occupant le pourtour de l'orbite et l'œil lui-
même, douleurs que le malade compare à celles qu'il
eût éprouvées si on lui avait arraché l'œil, et qui s'exas-
péraient à certains moments sous forme de crises. Bientôt l'œil est devenu rouge, larmoyant, la vision s'est
affaiblie, et le malade en est venu au point de ne plus
voir assez pour se conduire : c'est pour cela qu'il est
venu réclamer nos soins.

«Nous examinons le malade, et, pour cela, nous le plaçons d'abord devant une fenêtre bien éclairée. Dans cette position, il voit la lumière, et nous dit très-bien qu'il ne la voit plus quand nous interposons un écran entre lui et les rayons lumineux. Mais, comme il a deux yeux, et que nous voulons pour le moment avoir la notion de ce que perçoit l'œil gauche, nous fermons l'œil droit et nous répétons l'expérience avec l'écran ; il nous dit alors qu'il perçoit avec difficulté si la fenêtre est séparée ou non de son œil par un écran ; si on lui présente la flamme d'une chandelle, il ne la voit pas davantage.

« Les visions lumineuses spontanées que le malade éprouvait au début ont complétement disparu ; en cherchant à provoquer par des pressions sur le globe de l'œil ces visions lumineuses bleues, jaunes et vertes, décrites par M. Serre d'Alais sous le nom de phosphènes, je n'ai pu en développer aucune, ce qui est un signe très-fâcheux. En somme, nous nous trouvons en présence d'une cécité presque complète. Voilà pour ce qui est des symptômes subjectifs.

« Si nous considérons les symptômes objectifs, nous trouvons que l'œil gauche a un volume énorme, qui contraste d'une manière très-sensible avec celui du côté opposé, et cependant ce dernier ne peut être considéré comme atrophié ; cette augmentation de volume de l'œil gauche lui donne à peu près l'aspect d'un œil de bœuf, de ce que l'on a encore appelé buphthalmie.

« La cornée ne présente rien de particulier, pas d'ulcérations, pas de taches, pas de dépolissement. Au niveau de son insertion à la sclérotique, nous trouvons un cercle bleuâtre assez caractéristique ; le tissu cellulaire sous-conjonctival présente des vaisseaux dilatés et affectant une forme variqueuse.

« Telles sont les diverses particularités qui frappent tout d'abord, et se constatent par un simple examen. En portant son attention sur les parties centrales du globe oculaire, on trouve que la chambre antérieure a conservé les dimensions normales. En se servant de l'éclairage oblique, on constate une atrésie de la pupille qui est irrégulière, élargie à sa partie interne, rétrécie, au contraire, à la partie externe ; on constate, en outre, que l'iris est adhérent à la capsule cristalline, formant ainsi ce que l'on a appelé une synéchie postérieure, tellement intime, que l'atropine ne peut dilater la pupille.

« En cherchant à voir le fond de l'œil à l'ophthalmoscope, je ne peux arriver à voir la papille, car il y a derrière l'iris un champ obscur tenant au trouble de l'humeur vitrée.

« C'est là un exemple d'une maladie sur la nature de laquelle nos connaissances sont très-étendues, sans qu'il nous soit possible de dire jusqu'ici, d'une manière bien positive, quel en est le point de départ.

« Cette augmentation de volume de l'œil, avec perte de la vision, a été diversement expliquée par les auteurs. Demours l'attribue à une ophthalmie interne, avec hypersécrétion de l'humeur vitrée, et lui donne le nom de buphthalmie ; mais nous ne trouvons point en cela l'explication de ces symptômes si désolants, à savoir la perte de la vision et l'abolition des phosphènes.

« On a décrit, au siècle dernier, une maladie caractérisée par une coloration verdâtre du corps vitré, d'où le nom de *glaucome*, qui lui avait été assigné ici. Comme cette coloration verdâtre n'existe pas, les anciens chirurgiens l'auraient caractérisée par le nom d'ophthalmie interne.

Wenzel, en étudiant ces glaucomes, a fait remarquer l'existence fréquente d'une perte de la vision, dont la coloration verdâtre ne pouvait rendre compte, et il a admis qu'il y avait dans ce cas une lésion primitive du nerf optique.

Weller émit des idées analogues aux précédentes ; il pensa qu'il y avait une altération du corps vitré, et une atrophie de la papille, si bien qu'en présence d'un cas comme celui qui nous occupe, les chirurgiens, il y a une trentaine d'années, l'auraient étiqueté amaurose.

Mais, depuis lors, la science a marché, et la question d'interprétation a changé de face depuis les travaux d'Autenrieth et de Sichel, et particulièrement de de Graefe. Ces auteurs pensent que tous les troubles doivent être rapportés à une choroïdite avec hypersécrétion des humeurs de l'œil, dont la papille se trouverait altérée par l'excès de pression intérieure. A partir de ce moment, les ophthalmologistes insistèrent sur l'hypersécrétion des humeurs de l'œil. Middlemore et de Graefe apportèrent des documents à l'appui de cette théorie, si bien qu'aujourd'hui on a fini par se servir du mot glaucome pour désigner ces troubles de la vision, même lorsqu'il n'y a pas de coloration verdâtre du fond de l'œil.

Ainsi, c'est l'augmentation du volume de l'humeur aqueuse et du corps vitré qui a amené la distension exagérée de l'œil et a augmenté la pression intérieure que supporte cet organe : cette pression anormale nous explique les douleurs vives éprouvées par le maade, l'état variqueux des vaisseaux de la conjonctive dont la circulation est entravée, le cercle bleuâtre péricornéen dû à l'amincissement de la sclérotique distendue, et les troubles de la vision, liés à la compression de la rétine et de la papille qui nous apparaîtrait ou excavée ou atrophiée, s'il nous était permis de la voir.

C'est cette même distension du globe oculaire qui nous rend compte de deux phénomènes que je ne vous ai pas encore mentionnés, à savoir l'augmentation de consistance de l'œil qui est plus dur que celui du côté opposé, et la diminution notable de la sensibilité de la cornée. Si l'on vient, en effet, à toucher la cornée droite avec un corps étranger, comme la tête d'une épingle, on voit le malade accuser une vive douleur et chercher à se soustraire à cette pénible sensation ; tandis que, si l'on répète la même expérience sur l'œil gauche, c'est à peine si le patient en a conscience, et ce n'est que sur la circonférence de la cornée que l'on trouve quelques points encore sensibles : il y a donc, sinon une anesthésie complète de la cornée, du moins une diminution très-notable de sa sensibilité, ce qui s'explique par la compression des nerfs ciliaires.

Notre malade a donc un glaucome chronique ; mais il nous est difficile de dire à laquelle des deux variétés, décrites par les Allemands ; il appartient, c'est-à-dire s'il s'accompagne ou non d'excavation de la papille, car celle-ci est restée jusqu'ici inaccessible à nos moyens d'exploration.

Mais, connaissons-nous d'une manière positive la nature intime de cette affection ? Est-elle due à une maladie de la sclérotique, comme le croit M. Cusco ? Je ne le pense pas, car cette membrane présente un amincissement qui résulte d'une distension toute mécanique. Le point de départ est-il dans le système nerveux, comme ont voulu le démontrer certains auteurs, entre autres Donders ? C'est là une théorie dont la vérité ne me paraît pas suffisamment démontrée. Pour moi, considérant qu'il y a eu une iritis, et que l'inflammation de cette membrane s'accompagne fréquemment de choroïdite, je suis disposé à mettre tous ces désordres sur le compte d'une irido-choroïdite, différant de celles qui ne produisent pas de distension de l'œil, en ce qu'elle s'est accompagnée d'une sécrétion exagérée du corps vitré et de l'humeur aqueuse, et peut-être aussi de formation de fausses membranes dans le fond de l'œil. Telle est l'interprétation que je donne à cette série de phénomènes si curieux que nous observons chez notre malade.

Il résulte de tout ce que je viens de vous dire que le pronostic est très-grave, et que la cécité, quoi que nous fassions, sera probablement irrémédiable. La compression prolongée de la papille et de la rétine a, en effet, pour conséquence presque inévitable de modifier la structure anatomique de ces organes, au point qu'ils deviennent impropres à remplir les fonctions qui leur sont dévolues. De là ce précepte de ne pas attendre, pour intervenir que la vision soit complétement abolie; l'iridectomie, que l'on pratique dans ce cas, a pour effet, sinon de faire disparaître les lésions déjà existantes, ce qu'il ne faut pas espérer, du moins de les empêcher de s'aggraver; aussi, en proposant au malade de lui faire une opération, je n'ai pas insisté beaucoup, bien persuadé que j'étais de l'impossibilité de lui rendre la vue. Cette opération consistera, s'il l'accepte, dans l'excision d'un lambeau de l'iris : en la pratiquant on a lieu d'espérer que le trop plein de l'œil disparaîtra et ne se reproduira pas. En effet, on ouvre la cornée, et, en ce faisant, on facilite l'écoulement d'une certaine quantité d'humeur aqueuse; de là une déplétion qui diminue d'autant la pression intra-oculaire. D'un autre côté, on enlève une portion de l'iris, et, si l'humeur aqueuse se reproduit, elle se reproduit en moins grande abondance que précédemment, puisque l'on a enlevé une partie de la surface secrétante; il en résulte que la pression intra-oculaire ne reparaît pas. On peut encore admettre, dans ce cas, que l'iridectomie a modifié la nutrition de l'iris et de la choroïde qui deviennent impropres à sécréter l'humeur aqueuse. Quelle que soit l'explication, dès que la pression a disparu, le mal arrête ses progrès, et le malade peut conserver la vision qu'il avait au moment de l'opération ; et, quand il ne voit plus du tout, il en retire au moins le bénéfice de voir disparaître les douleurs si vives que cause la distension de l'œil.

Or, dans le cas actuel, notre malade ne distingue plus rien avec cet œil ; je n'ai donc pas eu, en l'opérant (et je tiens à insister avec vous sur ce point), la prétention de lui rendre la vision; je n'espère qu'une chose : faire disparaître les douleurs qu'il éprouve. Il ne paraît pas accepter avec beaucoup d'enthousiasme la proposition que je lui ai faite, et j'avoue que je ne le presse pas beaucoup, car il est probable que l'opération sera difficile et irrégulière. En effet, dans les cas ordinaires, quand il n'existe pas d'adhérences, dès qu'on a ouvert la cornée, on voit l'iris qui se présente de lui même dans les lèvres de la plaie ; il suffit alors de saisir son bord libre, de l'attirer légèrement et d'exciser un grand lambeau pour avoir une large brèche par laquelle passeront les rayons lumineux ; mais, quand elle a contracté des adhérences avec le cristallin, elle ne vient pas, comme dans le cas précédent, faire hernie dans la plaie cornéenne ; l'humeur aqueuse s'écoule, mais ne l'entraîne pas avec elle ; force est alors d'aller chercher cette membrane avec des pinces, mais les adhérences viennent encore mettre obstacle aux tractions que l'on opère, et l'on s'expose à ébranler le cristallin et à faire une déplétion plus considérable qu'on ne l'aurait voulu.

D'un autre côté, comme les adhérences sont le résu[-

tat d'une iritis, l'inflammation a donné à cette membrane une fragilité anormale, on ne peut la saisir sans la déchirer, et l'on n'amène au dehors que la portion. qui a été saisie dans les pinces, si bien qu'on ne peut lui faire subir qu'une perte de substance tout à fait insuffisante. En présence de ces mauvaises conditions, vous comprendrez facilement pourquoi j'insiste peu auprès du malade pour lui faire accepter l'iridectomie.

CONCLUSIONS.

Après avoir passé en revue toutes les théories du glaucome type, nous acceptons l'hypersécrétion d'une sérosité dans l'intérieur du globe comme étant la cause et l'agent principal de tous ces phénomènes. L'anatomie microscopique est arrivée à nous donner l'explication exacte de la source de l'épanchement séreux; nous savons que lorsqu'on cherche à séparer la sclérotique de la choroïde, on trouve que cette dernière fait toujours corps avec la sclérotique à ses deux extrémités, tandis que, dans tous les autres endroits, les deux membranes se laissent séparer facilement après la rupture des filets nerveux et des vaisseaux qui traversent la sclérotique pour se rendre à la choroïde. Cette séparation apparaît clairement dans les yeux de plusieurs mammifères (du lapin et du porc par exemple); les yeux d'oiseau présentent aussi la même conformation ; chez ces derniers, on remarque qu'après la séparation, les deux surfaces de la sclérotique et de la choroïde ont l'éclat et les plis des tissus séreux ; si l'on regarde de près dans les yeux du lapin, on remarque que, pendant que l'on sépare la choroïde de la sclérotique, des filets ténus se tendent d'une surface à l'autre et se rompent ensuite très-facilement. Le nombre de ces filets très-déliés est encore plus grand chez le porc, chez l'homme, enfin chez le chien et le chat. Nous voyons, en outre, sur la surface externe de la choroïde, aussi bien que sur la surface interne de la sclérotique, rester un tissu doux, floconneux et très-riche en pigment, tissu qui les unissait entre elles.

Ce tissu est ordinairement désigné sous le nom de membrane supra-choroïdienne et forme un couche spéciale, parfaitement distincte de la choroïde. Cette membrane supra-choroïdienne se distingue par son tissu propre, ressemblant identiquement aux tissus séreux ; de plus, par l'absence complète de vaisseaux sanguins (en exceptant naturellement ceux qui la traversent pour se rendre à la choroïde proprement dite).

Nous avons dit que, dans l'œil de l'oiseau principalement, les deux surfaces contiguës de la choroïde et de la sclérotique sont si polies et luisantes qu'elles ressemblent à une séreuse ; cette particularité avait déjà été remarquée par d'anciens anatomistes. F. Arnold (1), entre autres, a émis l'avis que l'espace situé entre la choroïde et la sclérotique devait être considéré comme un véritable sac séreux ; qu'il y avait là pour l'œil une arachnoïde spéciale, qui couvrait la face interne de la sclérotique et entourait la choroïde à l'extérieur. Nous verrons plus loin combien l'opinion d'Arnold était exacte, mais nous ne devons pas nous dissimuler que les expériences privées du secours du microscope ne pouvaient

1) Recherches anatomiques et physiologique sur l'œil de l'homme, 1832.

pas suffire a faire accepter aux histologistes l'existence
de ce sac séreux. Il fallait prouver avant tout que
l'arachnoïde de l'œil était analogue aux tissus séreux,
même dans ses éléments les plus ténus ; mais cette
preuve ne pouvait être donnée dans ce temps où les
connaissances et les méthodes histologiques n'étaient
pas encore parfaitement connues. Il n'est pas étonnant
que E. Brucke (1), dans son livre, s'appuyant sur une
recherche microscopique très-minutieuse, se soit prononcé contre l'existence d'un sac séreux entre la choroïde et la sclérotique.

M. le Dʳ J. Schwelbe (2) vient de nous donner une
preuve éclatante de l'existence de ce sac séreux ; il dit
qu'avec l'aide des méthodes histologiques, qui sont aujourd'hui à notre disposition, on doit avouer que la
région caverneuse située entre la choroïde et la sclérotique est complétement analogue aux tissus séreux même
dans sa structure la plus intime. Elle présente la plus
grande conformité avec la structure des sacs lympha-
tiques ; la justification de cette comparaison est donnée
par cela que les sacs caverneux dont il s'agit sont revê-
tus sans solution de continuité par un endothélium.

Voyons à présent, continue l'auteur, quels résultats
nous donnera ici la méthode de préparation par le
nitrate d'argent de Van Recklinghaussen, méthode qui
est acceptée partout, au moins pour son emploi dans la
recherche des épithéliums. On obtient les résultats les
plus positifs en traitant la choroïde d'un lapin blanc avec
une dissolution de 1/4 0/0 de nitrate d'argent ; le manque total de pigment facilite ici la reconnaissance et la

(1) Anat. descriptive de l'œil de l'homme, Berlin, 1847, p. 42.
(2) Archiv für mikroskopische anatomie de Max Schultze, Bonn, 1875,
premier fascicule.

compréhension des images argentées. La choroïde très-
tenue doit, pour cela, être séparée avec grand soin de la
sclérotique, après le nettoyage au pinceau de la rétine ;
une demi-minute d'immersion dans la solution de nitrate d'argent suffit pour obtenir les images désirées ;
une choroïde ainsi traitée laisse facilement reconnaître,
lorsqu'on examine sa face interne, l'épithélium régu-
lier de la rétine dépourvue aussi de pigment. Si l'on
examine, au contraire. la surface externe de la choroïde, on remarque également un réseau de lignes noires
argentées, réseau qui forme des mailles beaucoup plus
grandes ; si l'on enlève la choroïde sans précaution, on
ne trouve souvent que des lambeaux de réseau d'argent.
Ces phénomènes ont leur explication en ce que de
légères portions de cette délicate membrane restent sur
la sclérotique, quand on enlève la choroïde brusquement ; si l'on traite la surface interne de la sclérotique
également avec du nitrate d'argent, on obtient un réseau de lignes noires, absolument identique à celui de
la surface externe de la choroïde:

Lorsque, des yeux de lapin, qui, pendant quelque
temps, ont séjourné dans la liqueur de Muller ou dans
une solution de chromate double de potasse au 3/100, on
détache la couche délicate qui se trouve sur la surface
externe de la choroïde, ce qui représente ici la supra-
choroïdienne, et lorsqu'on met cette couche par portion
sur le porte-objets, on obtient très-facilement des lambeaux plus ou moins grands d'une membrane délicate,
transparente comme le verre, amorphe, avec des noyaux
elliptiques disséminés sur elle, qui permettent souvent
de reconnaître un petit corps nucléolaire. La forme et la
distance, qui sépare les noyaux nucléolaires, correspondent entièrement aux conditions trouvées dans les images d'argent ; on peut presque dire que, dans les deux

cas, on a affaire aux mêmes formations, c'est-à-dire à une membrane délicate amorphe, tapissant d'une façon continue l'interstice périchoroïdal.

Il serait superflu de détailler toutes les expériences qu'on a faites à cet égard sur d'autres animaux; nous nous bornerons à dire que M. Schwalbe est enfin parvenu à avoir le même dessin de la membrane supra-choroïdienne dans les yeux humains à l'aide de la méthode du nitrate d'argent et, plus facilement, au moyen d'autres méthodes, par exemple par la liqueur de Muller. Il est facile de se convaincre que, dans l'œil de l'homme, cette membrane délicate endothéliale se comporte de la même façon que les petites membranes délicates transparentes, contenant des noyaux obtenues au moyen de la même méthode dans les yeux d'autres animaux, ainsi que nous l'avons vu plus haut.

La structure de la supra-choroïdienne de l'homme a été décrite dans l'anatomie de Hencle (1). Cette membrane se compose d'un bon nombre de lamelles, formant un tissu réticulé et qui doivent, à cause de leurs propriétés physiques, être désignées comme lamelles élastiques. A l'examen microscopique des supra-choroïdiennes fraîches, on remarque à l'intérieur, dans chaque lamelle une substance servant de base transparente, homogène et offrant constamment trois éléments de diverses formes : 1° un tissu réticulé plus ou moins fin, de fibres brillantes, que l'on reconnaît immédiatement pour des fibres élastiques, à cause de la résistance qu'elles opposent aux acides et aux alcalis; 2° des cellules pigmentaires extrêmement aplaties, tantôt peu ramifiées et à angles peu allongés: tantôt, au contraire, munies de longues et nombreuses ramifications; 3° en-

(1) L. c. 615-617.

fin, des noyaux libres à contours elliptiques, dans lesquels, très-souvent, cependant pas toujours, on peut
reconnaître un petit corps nucléolaire brillant. Signalons, en outre, que la supra-choroïdienne n'existe ni
chez les animaux nouveau-nés, ni chez l'embryon ; car,
on sait que la choroïde est à peine séparable de la sclérotique dans la première période du développement, et
ce n'est que dans une période plus avancée du développement que la distinction se manifeste plus nettement
par la naissance d'un tissu floconneux que l'on désigne
sous le nom de supra-choroïdienne dans l'œil de l'homme
adulte. Le développement plus grand de cette membrane
supra-choroïdienne correspond, dit l'auteur, au degré
d'avancement de l'individu en âge ; l'abondance des
filets fibreux élastiques est due aussi, selon lui, à l'influence des mouvements de l'accommodation.

Cette description de la supra-choroïdienne de l'œil
nous fournit la justification de la théorie de M. de Graefe.
En outre, elle nous explique l'extrême rareté du glaucome type dans l'enfance.

CHAPITRE IX.

ÉTIOLOGIE.

Les anciens auteurs ont attribué les différentes formes du glaucome à une cause arthritique ou rhumatis-
male. Cette hypothèse est rejetée aujourd'hui, car l'observation clinique et les statistiques faites sur ce sujet
ont démontré que le développement du glaucome n'a
aucune relation avec ces états morbides. D'un autre
côté, l'on rencontre aussi bien les différentes formes du
glaucome chez des sujets exempts de toutes manifestations arthritiques. Mais ce que nous pouvons affirmer

par les divers relevés statistiques, c'est que les affections glaucomateuses s'observent plus fréquemment,
surtout à l'état aigu, chez les femmes que chez les hommes, dans la proportion de 3 à 4.

D'après un relevé statistique fait par nous à la clinique de Sichel fils, sur 72 cas nous en avons trouvé 41
chez les femmes et 31 chez les hommes. Cependant
cette proportion de 3 à 2 a été indiquée inversement
par MM. Donders et Arlt : ainsi le premier trouve sur
95 cas 56 hommes et 39 femmes ; le second trouve sur
110 cas, 65 hommes et 45 femmes.

M. le Dr Rydel (1) a observé, à la clinique ophthalmologique de Vienne, 79 cas de glaucome, savoir : 46 chez
les hommes et 33 chez les femmes.

En conséquence de ces statistiques, la proportion du
nombre des malades atteints du glaucome est d'un peu
moins de 6 1/2 pour 100 pour les hommes, et d'un peu plus
de 7 pour 100 chez les femmes. L'âge des malades atteints
de glaucome donne lieu à plusieurs remarques assez im-
portantes pour que nous en disions quelques mots.

Il est généralement admis à présent que le glaucome
est très-rare avant la vingtième année ; il devient un
peu plus fréquent jusqu'à la trentième ; cette fréquence
n'augmente pas de la trentième à la quarantième ; à
partir de cette époque elle s'élève rapidement entre la
cinquantième et la soixantième année ; ici on remarque
que le nombre de femmes atteintes de glaucome est un
peu plus grand que chez les hommes, malgré l'assertion contraire des auteurs précités ; enfin, la fréquence
diminue vers la soixantième année, surtout après la
soixante-dixième.

De la fréquence des différentes formes du glaucome. — Il

---

(1) Ann. d'ocul., p. 279, prem. partie, 1867.

résulte d'un relevé statistique fait par le D' Laqueur (1), comprenant un total de 165 cas, les conclusions suivantes :

1° Que le glaucome chronique simple non inflammatoires se présente dans plus d'un quart de tous les cas ;

2° Que le glaucome aigu et le glaucome subaigu n'atteignent pas ensemble le quart des cas de glaucome ;

3° Que les formes chroniques avec poussées inflammatoires entrent pour moitié dans la totalité de tous les cas ;

4° Que le glaucome aigu est dix fois plus fréquent chez les femmes que chez les hommes.

5° Que dans le glaucone subaigu le nombre des femmes est trois fois plus grand que celui des hommes.

6° Qu'enfin, le nombre des femmes glaucomateuses diminue d'autant plus qu'on s'avance vers les formes dans lesquelles les inflammations deviennent rares et que dans le vrai glaucome chronique simple il est inférieur à celui des hommes dans la proportion de 4 à 9.

Les cas d'attaques aiguës du glaucome se multiplient d'une façon inattendue à certaines époques de l'année ; c'est généralement vers les mois de janvier et février que l'on rencontre le plus fréquemment les attaques de glaucome. Cependant nous avons observé, à la clinique de Sichel père, qu'après être resté plusieurs mois consécutifs sans en rencontrer un seul cas, il s'en présenta fortuitement plusieurs successifs sans que nous puissions en dire la raison.

Ajoutons que le glaucome est essentiellement bilatéral, et si, quelquefois, on ne le rencontre pas en même temps sur les deux yeux, le laps de temps qui s'écoule entre l'attaque d'un œil à son congénère variera seulement de quelques heures à plusieurs mois.

(1) Ann. d'ocul., p. 33, 1869.

L'héridité joue un rôle très-important dans l'étiologie du glaucome type. M. de Graefe dit avoir observé le glaucome inflammatoire type chez plusieurs membres d'une même famille, dans laquelle il se propageait de génération en génération. Ce qui est important à noter dans ces cas, dit cet auteur, c'est que, lorsque plusieurs générations ont été attaquées, la manifestation du glaucome survient, à la fin, dans la période moyenne de la vie et même dans la première moitié.

Il existe à Berlin plusieurs de ces familles chez lesquelles des affections glaucomateuses se sont manifestées depuis trois à quatre générations et dont les membres, en ce moment, sont dans la trentaine, tandis que les parents et les grands parents avaient été atteints à 60 et à 50 ans. Des malades isolés, dans la famille desquels le glaucome est héréditaire, offrent une période prodromale excessivement longue, car elle commence dans la trentaine ou la quarantaine et dure huit, dix, même seize ans.

L'obscurité pèse encore aujourd'hui sur l'étiologie du glaucome type, malgré les recherches de plusieurs observateurs qui se sont dernièrement appliqués à ce sujet. Le fait est que le glaucome type ne survient qu'exceptionnellemen t dans la première moitié de la vie; l'obser vation journalière de la clinique oculaire justifie jusqu'à un certain point cette donnée empirique, par rapport aux altérations qui surviennent dans l'âge avancé. Mais à quoi tient la cause fondamentale?

Sont-ce les altérations de l'âge qui se manifestent dans les conformations de l'œil lui-même? Est-ce de l'athérome des vaisseaux?... Est-ce une disposition pariiculière des nerfs ciliaires qui préside à la sécrétion du globe?

L'interprétation de la cause [première reste encore

au-dessus de nos recherches et tout ce que nous pouvons avancer c'est que le processus glaucomateux se
manifeste plutôt dans la période avancée de la vie que
dans l'enfance.

Somme toute, l'âge avancé donne une prédisposition
dominante, d'autant plus que la cause interne qui détermine le glaucome type lui appartient. Cette plus grande
disposition dépend de deux causes : 1° l'augmentation
de la pression intra-oculaire, et, par conséquent, une
excavation de pression se produit d'abord plus facilement dans l'âge avancé ; 2° le développement rapide de
l'excavation dépend naturellement de la résistance
qu'offre la sclérotique dans l'âge avancé.

On a dit aussi que l'augmentation de la pression in-
ra-oculaire était due à ce que les fibres sécrétoires des
nerfs ciliaires, qui traversent une sclérotique sénile
rigide, se trouvent dans une disposition plus irritable,
que lorsque leur passage se fait par une sclérotique
jeune et souple. Par cette même hypothèse on pourrait
aussi expliquer la fréquence du glaucome plus grande
chez les hypermétropes que chez les myopes, la sclérotique, surtout là où elle est traversée par les nerfs ciliaires, étant plus rigide chez les premiers que chez les
seconds.

CHAPITRE X.

DIAGNOSTIC.

Il est bon d'établir le diagnostic des différentes formes
du glaucome type entre elles ; il faut aussi les différen-
cier d'avec les autres maladies du globe qui représen-
tent quelques signes de ressemblance avec les affections
glaucomateuses.

Nous avons précédemment décrit les trois formes
principales du glaucome type ; voyons à présent quels

sont les signes à l'aide desquels on peut, sans hésiter, les reconnaître.

1° *Glaucome aigu.* — Il se déclare souvent brusquement, mais il présente généralement des symptômes précurseurs qui sont : la presbytie, quelquefois une véritable hypermétropie, l'apparition autour de la flamme d'une bougie des cercles irisés.

La période d'état est caractérisée par les névralgies circumorbitaires et par un rétrécissement excentrique du champ visuel. Tous ces signes susdits peuvent être suivis par l'attaque glaucomateuse sans aucune rémission ; dans d'autres cas, il s'écoule un temps variable entre l'apparition de ces symptômes et la véritable attaque glaucomateuse. Cette dernière est caractérisée par les symptômes suivants : douleurs oculaires et circumorbitaires intolérables ; injections conjonctivales très-prononcées; larmoiement considérable, photophobie,etc. On remarque aussi un reflet terne de la cornée ainsi que son anesthésie ; l'humeur aqueuse est trouble.

L'iris et le cristallin sont poussés en avant ; la chambre antérieure est diminuée de capacité ; on note par le toucher une plus grande dureté du globe.

L'examen ophthalmoscopique n'est praticable que dans la période de rémission ; on voit alors que la papille est rouge, grisâtre ; ses veines sont larges, ses artères amincies; de plus, le symptôme pathognomonique de cette forme, est la pulsation spontanée de l'artère centrale de la rétine, ainsi que nous l'avons démontré dans la symptomatologie de cette forme. L'excavation glaucomateuse ne se produit que lorsque la maladie a duré un certain temps ou qu'elle a revêtu la forme chronique inflammatoire.

2° *Glaucome chronique inflammatoire.* — Ce qui différancie le glaucome aigu du glaucome chronique, c'est l'absence des phénomènes inflammatoires sous forme d'attaques aiguës. On rencontre presque toujours les symptômes précurseurs que nous avons assignés à la forme aiguë ; l'œil présente l'état consécutif à plusieurs attaques aiguës. La cornée est dépolie, chagrinée ; la chambre antérieure est retirée ; si l'on examine l'œil de côté, devant une fenêtre, on voit que l'iris est en contact presque complet avec la face postérieure de la cornée. L'humeur aqueuse est trouble, ainsi que l'humeur vitrée ; l'iris se décolore, se rétracte, d'où l'extrême dilatation de la pupille, qui offre dans bon nombre de cas une forme transversalement ovalaire. Les milieux réfringents se troublent momentanément ; mais, à une période avancée de la maladie, ces troubles deviennent indélébiles ; le cristallin présente une coloration verdâtre caractérisque ; en même temps, il s'opacifie.

Les deux symptômes principaux qui distinguent le glaucome inflammatoire chronique du glaucome aigu, sont : le rétrécissement progressif du champ visuel et l'excavation de la papille du nerf optique. Nous avons décrit ces deux symptômes avec d'assez amples détails pour qu'il soit inutile d'y revenir ici. Ajoutons seulement que ces deux phénomènes marchent de concert, c'est-à-dire que plus l'un se prononce, plus l'autre augmente, ce qui s'explique par la communauté de cause à effet ou la pression intra-oculaire exagérée.

3° *Glaucome chronique non inflammatoire.* — Ce qui le distingue surtout des deux formes précédentes c'est l'absence de tous signes extérieurs : les malades n'accusent aucune douleur, les milieux réfringents sont au début transparents, mais ils présentent plus tard un trouble plus ou moins marqué, la papille est irrégulièrement dilatée, l'œil est très-dur au toucher.

L'examen opthalmoscopique nous apprend que l'excavation glaucomateuse est à son comble.

Tels sont les signes différentiels qui distinguent les diverses formes que nous avons étudiées. Il n'est pas rare de voir ces symptômes présenter une irrégularité dans leur ordre d'apparition et de succession ; mais, cependant, ils sont tous assez tranchés pour que, lorsqu'on en observe quelques-uns on soit autorisé à admettre l'une de ces trois formes.

Entre autres affections du globe avec lesquelles on pourrait confondre la forme aiguë du glaucome se trouve l'irido-choroïdite ou cyclite.

Parmi les différentes variétés de cette affection, on prend ordinairement l'irido-choroïdite séreuse pour le glaucome aigu ; cependant plusieurs signes différentiels peuvent, dans l'immense majorité des cas, nous empêcher de commettre cette erreur ; 1° dans l'irido-choroïdite séreuse les phénomènes prodromiques ne présentent pas la marche régulière, presque sans exception assignée au glaucome aigu ; 2° l'irido-choroïdite séreuse se caractérise par un épanchement floconneux dans le corps vitré ; 3° la maladie se transforme le plus souvent en irido-choroïdite parenchymateuse, qui amène l'occlusion presque complète de la pupille ; 4° l'irido-choroïdite séreuse produit, au début, une augmentation de la tension interne du globe, mais ce phénomène est suivi, plus tard, d'un ramollissement du bulbe, conséquence habituelle de cette affection ; il survient finalement une atrophie complète du globe. Il serait inutile de nous étendre sur les autres variétés de l'irido-choroïdite qui ne peuvent être prises pour un glaucome type.

L'iritis chronique à répétition pourrait être confondue avec le glaucome chronique à poussées inflamma-

toires; cependant les conséqueuces de cette affection,
qui sont la décoloration de l'iris, la perte de sa texture
fébrillaire, l'occlusion presque constante de la pupille, et,
enfin, l'état général du malade, écartent l'idée d'un
glaucome chronique.

CHAPITRE XI.

PRONOSTIC.

Le pronostic du glaucome a notablement changé depuis les travaux remarquables de M. de Graefe; en
effet, la découverte de l'iridectomie, appliquée aux
glaucomes, a rendu un immense service aux malades
affligés de ces affections.

La maladie abandonnée à elle-même ou traitée par
les moyens médicaux mène fatalement à la perte
complète de la vue. Nous pouvons affirmer que le glaucome aigu aura presque toujours une heureuse terminaison lorsqu'on lui appliquera l'iridectomie en temps
opportun.

S'il est un certain nombre de cas où l'iridectomie
est d'un effet salutaire, il en est d'autres où elle reste
sans résultat. Cependant nous avons toujours vu que
cette opération enraye par enchantement les névralgies intolérables.

En résumé, l'iridectomie donne les meilleurs résultats dans la forme aiguë et chronique du glaucome. Ce
fait est acquis dans la science, et nos observations personnelles nous en ont fait reconnaître l'excellence.

Quant à la troisième forme des glaucomes, l'iridectomie n'y apporte qu'un soulagement très-minime ; elle
enraye pour un certain temps la marche désorganisatrice de cette affection ainsi que les douleurs ciliaires.

CHAPITRE XII.

TRAITEMENT.

Si l'histoire des affections glaucomateuses de l'œil a été transformée depuis la merveilleuse découverte de M. Helmotz et les travaux remarquables de M. de Graefe, ces changements ont surtout été prononcés dans la partie relative au traitement.

La thérapeutique d'autrefois et celle d'aujourd'hui partent de principes tout à fait différents. En présence de l'affection si complexe dont nous nous occupons, les auteurs se sont efforcés de tout temps à rechercher le point originaire du mal afin d'ériger un traitement approprié, mais le plus souvent leurs efforts sont restés sans succès.

Depuis les premières publications de M. de Graefe, nous avons entre les mains un procédé chirurgical qui enraye le mobile de tous les accidents glaucomateux, mais on est encore à chercher un mode d'action de ce procédé opératoire : l'iridectomie guérit le glaucome, ce fait est acquis. On a discuté et on discute encore, pour savoir le pourquoi et le comment de cette action, mais cette discussion est en dehors de mon sujet ; tout ce que l'on peut dire c'est qu'aucune des théories émises n'explique d'une façon satisfaisante l'effet sédatif de cette opération.

S'il est incontestable que les progrès de la science ont procuré quelque soulagement aux malheureux atteints des glaucomes, il faut rendre à M. de Graefe cette justice que ce sont ses travaux incessants qui ont le plus contribué à nous donner les préceptes que nous étudierons tout à l'heure en eux-mêmes. Il y a eu progrès, la chose est incontestable; mais, avant M. de Graefe et l'emploi de l'iridectomie, le glaucome était considéré comme au-dessus des ressources de l'art et le traitement qu'on exigeait contre lui était dans le but de calmer ou d'enrayer le progrès du mal : ce traitement était en harmonie avec les causes présumées de la maladie.

La thérapeutique de toute maladie chirurgicale comprend des moyens médicaux et des moyens chirurgicaux.

Le rôle de ce que l'on est convenu d'appeler partie médicale du traitement est bien modeste, je ne puis cependant le passer sous silence.

L'extrême vivacité des douleurs orbitaires et circumorbitaires avait appelé l'attention des praticiens, et l'usage des narcotiques (opium, jusquiame, belladone) a été recommandé par tous les auteurs. D'autres praticiens, ayant observé que ces douleurs prennent le plus souvent des allures périodiques, conseillent l'emploi des préparations de quinquina (sulfate de quinine, par exemple).

M. Desmarres (1) recommandait, en présence des symptômes de congestion, les saignées générales et locales, ménagées de façon à ne pas ajouter un surcroit au délabrement de la vision : c'est surtout, dit-il, quand le glaucome est arrivé à son plus haut degré qu'il convient d'être sobre d'émissions sanguines. Il a plus tard reconnu l'efficacité du traitement chirurgical et a accepté le fait empirique apporté dans la science par une étude attentive sur les glaucomes. Il conseille encore de ne point faire l'iridectomie dans la période prodromique du glaucome; il faut se borner, dit-il, aux simples moyens antiphlogistiques, tels que ventouses scarifiées ou sang-

(1) Tome III, p. 739, 1858.

sues à la tempe, atropine en instillation, frictions
mercurielles au pourtour de l'orbite, purgatifs, etc...

M. Tavignot a reconnu trois sortes de glaucomes,
ainsi que nous l'avons dit précédemment : le névralgique, le paralytique et le phlegmatique. Dans la première forme, il recommande les narcosiques; dans la
seconde, les excitants, tels que strychnine, vératrine,
électricité, etc. Quant à la troisième forme, dans
laquelle l'œil est profondément atteint, l'auteur précité
emploie les mercuriaux jusqu'à la salivation longtemps
polongée. Un tel traitement épuise les malades et l'on
ne peut le prolonger sans leur faire courir de graves
dangers.

§ 1. *De l'iridectomie appliquée aux affections glaucomateuses.*
— Nous avons démontré dans la théorie des glaucomes
que l'agent provocateur de l'exagération de la pression
intra-oculaire est l'épanchement d'une quantité variable
de liquides séreux dans l'intérieur de la coque oculaire;
nous avons aussi rapporté, qu'après avoir constaté que
la paracentèse réitérée de la chambre antérieure était
suivie d'un soulagement temporaire de tous les symptômes propres au glaucome, M. de Graefe revint sur
l'appréciation de la paracentèse, en disant : « qu'une
pratique de trois ans lui a démontré que le succès de ce
mode opératoire n'est pas durable. » Il est bien vrai
qu'une application méthodique de la paracentèse enlève
au glaucome son caractère aigu ; mais, d'un autre côté,
elle ne peut nullement entraver la diminution progressive du champ visuel. Enfin, on reconnaît généralement, à notre époque, que toute autre pratique que
celle de l'iridectomie pour les affections glaucomateuses
doit être écartée. C'est en 1856, que M. de Graefe, tenta

l'application de l'iridectomie au glaucome sans insister sur le mode d'action curative de ce procédé.

INDICATION DE L'OPÉRATION.

Dans l'état actuel de la science, il ne peut plus venir à l'idée d'aucun esprit sérieux de contester l'efficacité de l'iridectomie appliquée au traitement du glaucome.

Que son mode d'action soit encore inexpliqué, cela ne veut pas dire que l'opération ne doit pas être appliquée partout où elle aura chance de procurer un soulagement quelconque. Il est avéré que même dans le glaucome chronique, parvenu à sa périodé ultime, alors que les malades n'ont plus depuis longtemps de perception lumineuse, même la plus légère, l'iridectomie peut encore être d'un grand secours lorsqu'elle est partiquée *lege artis*. En effet, elle a toujours pour résultat de débarrasser au moins les malades des atroces douleurs dont ils sont tourmentés d'une façon pour ainsi dire incessante.

Néanmoins, bien qu'il soit donc certain qu'on doit toujours pratiquer l'iridectomie contre le glaucome qu'elle qu'en soit la forme, il est nécessaire de poser nettement les indications de l'opération et d'indiquer d'une façon précise la période de la maladie, pendant laquelle l'intervention chirurgicale sera la plus propice et en même temps la moins dangereuse.

Pour le glaucome aigu, on recommande d'opérer le plus tôt possible, pour ainsi dire au moment même où la maladie se déclare. Il n'est, en effet, que trop vrai qu'à temporiser, on perd souvent un temps précieux, et la cause efficiente de la maladie, par une action trop longtemps prolongée, peut compromettre la vision ultérieure. Il est bien démontré cependant que toutes les

fois que l'opération a été pratiquée dans les quinze premiers jours de la première attaque, elle a été suivie du
rétablissement complet de la vue, alors même que celle-
ci, avant l'opération, n'existait plus qu'à l'état de simple
perception lumineuse.

D'autre part, si on laisse passer la première attaque
et qu'on ne se décide à opérer que lorsqu'une seconde
vient confirmer le diagnostic, il est incontestable que
les résultats de l'opération sont moins satisfaisants et
que l'on n'est en droit d'espérer que le maintien de la
vue dans le *statu quo ;* néanmoins, dans quelques rares
exceptions, on peut voir la maladie marcher en arrière
et la fonction visuelle se rétablir dans sa presque
intégrité. En troisième lieu, en s'en rapportant à l'expérience de M. de Graefe, avec laquelle il faut toujours
compter, et au conseil qu'il nous donne à cet égard, on
devra, dans le glaucome aigu, opérer, pour ainsi dire,
séance tenante. Les phénomènes inflammatoires aigus
sont loin d'être, pour lui, une contre-indication et il
engage fortement à ne pas attendre au delà de vingt-
quatre ou quarante-huit heures à partir du moment où
les premiers symptômes phlegmasiques se sont déve-
loppés.

Pour nous, bien que nous ne nous permettions pas
de contester ou de combattre les avis du professeur de
Berlin, nous croyons que, pour plusieurs raisons que
nous allons énoncer dans un instant, il est préférable
de temporiser et de différer l'opération jusqu'au moment où la poussée inflammatoire entre dans la période
de décroissement, ce qui indique la rémission dans les
douleurs circum orbitaires, la moindre dureté du globe
et aussi la diminution légère, il est vrai, du chimosis
concomitant. Les raisons qui nous font conseiller de différer ainsi l'intervention chirurgicale sont les suivantes :

1° D'abord le fait que, lorsque l'on a opéré dans la première quinzaine après l'attaque, la vision a toujours été rétablie intégralement.

2° La trop grande dureté du globe qui s'accompagne toujours de propulsion de l'iris et du cristallin en avant, et, par conséquent, de diminution simultanée des dimensions de la chambre antérieure; d'où résulte une très-grande difficulté pour le libre jeu de l'instrument tranchant lors de sa pénétration dans la chambre antérieure. On est exposé, en effet, en opérant dans de semblables conditions, à voir le couteau s'engager dans l'iris, le pousser en avant en le tranchant, ce qui empêcherait la formation ultérieure de la procidence iridienne et forcerait à aller à la recherche de l'iris avec les pinces, manœuvre extrêmement dangereuse en pareille occasion. De plus, on risquerait encore de blesser la cristalloïde antérieure par la pointe du couteau, et une cataracte traumatique, avec toutes ses terribles conséquences, pourrait être le résultat de cet accident.

3° Le chémosis rend la fixation avec la pince extrêmement difficile, d'autant plus qu'il n'est pas rare de voir, même lorsque l'on opère, ainsi que nous le conseillons dans la période de décroissance, la conjonctive soulevée par le liquide se déchirer sous l'*attraction* qu'on opère sur elle, afin de diriger le globe en bas, et cela est d'autant plus à craindre que, le glaucome étant dans la majorité des cas une affection de l'âge avancé, la conjonctive a, par ce fait seul, déjà acquis une certaine laxité accompagnée d'une friabilité plus ou moins prononcée.

4° Mais la raison majeure pour laquelle nous conseillons de ne pas intervenir plus tôt, c'est que, lorsque l'on opère dans la période suraiguë, la brusque diminution de la pression intra-oculaire est presque toujours l'agent provocateur de la formation d'ecchymoses rétiniennes qui compromettent toujours plus ou moins le rétablissement ultérieur de la vision dans son inté-grité.

5° Enfin, il n'est pas rare de voir l'opération pratiquée dans la période aiguë être le mobile du développement d'une attaque de glaucome pour ainsi dire sympathique sur le second œil, surtout si celui-ci a déjà présenté antérieurement des prodromes de glaucome.

Mais si nous pensons que l'on doit retarder un peu l'opération, lorsque l'on est en présence d'un glaucome aigu type, nous tiendrons un tout autre langage lorsqu'il s'agira d'un glaucome subaigu ou d'un glaucome chronique inflammatoire. Là, en effet, il ne faut pas laisser ignorer aux malades que l'opération est leur unique planche de salut, et que chaque jour perdu diminue considérablement les chances de succès. Ce qui nous engage surtout à tenir ce langage, c'est que tous les inconvénients que nous avons mentionnés plus haut existent encore en partie, qu'ils sont bien moins accusés que dans le glaucome aigu, et qu'on n'a pas de chance en temporisant de les voir diminuer d'intensité.

Ce qui précède s'applique également au glaucome chronique simple non inflammatoire. En terminant ce chapitre, nous devons appeler l'attention sur la période prodromale de l'affection. Autant nous insistions tout à l'heure sur l'utilité de la temporisation pendant la période d'état du glaucome, autant nous insisterons actuellement sur la nécessité d'une décision rapide et d'une intervention chirurgicale immédiate, lorsque les prodromes du glaucome seront nettement accusés : ainsi, nous ne saurions trop engager à opérer, pour ainsi dire séance tenante, lorsque des troubles de la vue, fussent-ils les plus légers, se montreront à l'examen ophthalmoscopique accompagnés des pulsations spontanées des artères, ou, du moins se révélant lors d'une pression extrêmement légère de la pulpe du doigt sur un point quelconque des enveloppes de l'œil. De même, on devra opérer aussitôt qu'une presbyopie subite et rapide se sera développée dans un œil qui jouissait naguère de toute l'intégrité de ses fonctions.

Enfin, dans toutes les affections que nous avons vues être souvent la cause d'accidents glaucomateux consécutifs, on ne devra pas tergiverser longtemps et il faudra, aussitôt que possible, proposer l'iridectomie, vu la crainte où l'on est de voir les symptômes glaucomateux éclater subitement et d'une façon souvent foudroyante au milieu du plus parfait état de santé, apparent de l'organe de la vision.

§ 2. *Manuel opératoire.* — Règles générales :

1° L'opérateur doit toujours se servir de la main droite pour les deux côtés ;

2° L'excision iridienne doit toujours être faite à la partie supérieure ;

3° En emporter un lambeau très-large ;

4° Donner à ce lambeau une forme carrée, c'est-à-dire faire l'excision de l'iris aussi large du côté de la périphérie que du côté de la pupille (Arlt) ;

5° Laisser écouler l'humeur aqueuse avec lenteur. M. de Graefe conseille même d'exercer avec le doigt une pression très-légère sur le globe pendant l'écoulement de l'humeur aqueuse ;

6° Le malade doit être couché et non assis.

7° Enfin, la salle où l'opération a lieu doit être éclairée par une fenêtre située à la gauche du chirurgien ou directement au-dessus de sa tête.

Instruments. — Les instruments nécessaires à cette opération sont : 1° un couteau lancéolaire de Jaeger, coudé sur le plat; 2° une pince à fixer sans verrous des modèles de Weber (de Darmstadt); 3° une pince droite à pupille artificielle et une autre courbe ; 4° une paire de ciseaux oculaires courbes sur le plat; 5° enfin, une paire d'élévateurs palpébraux.

Opération. — Le malade étant couché sur le dos, le chirurgien s'assied sur le bord du lit au côté droit du malade et place les élévateurs, qu'il confie à deux aides, un troisième aide fixe la tête. Tout étant ainsi disposé, le chirurgien procède au premier temps : il saisit, avec la pince à fixer, un large pli de la conjonctive, ainsi que le tissu cellulaire sous-jacent, directement au-dessous du diamètre vertical de la cornée. Par ce moyen il porte autant que faire se peut l'œil à opérer en rotation directe en bas. Puis, saisissant le couteau lancéolaire comme une plume à écrire, mais les ongles de l'indicateur et du médius tournés en dessous, il fait pénétrer la pointe de l'instrument à un millimètre et demi du bord de la cornée dans la sclérotique, perpendiculairement à la surface du globe : en ce point cette ponction doit être faite exactement à la partie supérieure du diamètre de la cornée. Aussitôt qu'il éprouve la sensation d'une résistance vaincue, ce qui indique que la pointe de l'instrument a pénétré dans la chambre antérieure, le chirurgien imprime au manche de l'instrument un mouvement de bascule vers le front, jusqu'à ce que le plat de la lame ait acquis une direction parallèle au plan de l'iris. A ce moment, l'opérateur pousse l'instrument d'un mouvement lent, mais continue jusqu'à ce que la partie engagée dans la sclérotique mesure environ 7 à 8 millimètres. Aussitôt ce dernier désiratum obtenu, le chirurgien exagère le mouvement du manche de l'instrument en arrière jusqu'à ce qu'il sente la pointe de la lame butter contre la face postérieure de la cornée. Alors doit commencer le mouvement de retrait de l'instrument. Celui-ci doit avoir lieu comme pour la pénétration, non d'une manière brusque, mais d'une façon lente et continue, de manière que l'un des côtés de la lame reste toujours appliquée à l'angle correspondant de l'incision, pour qu'il soit possible d'agrandir cette dernière, si cela était nécessaire.

2° temps. Le chirurgien échange le couteau lancéolaire contre une pince à pupille artificielle droite. Si, à la fin de l'incision, par suite de la rupture de l'équilibre entre la pression intra et extra-oculaire, une procidence de l'iris s'est formée, le chirurgien saisit le bord antérieur de celle-ci avec la pince, l'attire doucement en haut et en avant, de façon à la développer sans exercer toutefois des tractions trop brusques, qui pourraient déterminer un décollement de l'iris dans un point voisin. Lorsque le chirurgien juge la procidence iridienne suffisamment développée, il la fait exciser par celui des aides qui est placé derrière la tête du malade. Dans le cas où la procidence iridienne serait spontanément formée, il suffirait d'exercer avec la pince fermée une légère pression sur la lèvre postérieure de l'incision, pour que celle-ci se forme aussitôt; cependant, il peut arriver que, par suite d'anciennes et très-fortes adhérences des bords pupillaires de l'iris à la cristalloïde antérieure, il soit impossible de provoquer la formation d'une procidence iridienne; il faut alors, avec la pince à pupille courbe, aller saisir l'iris, mais en ayant bien soin de maintenir les mors de la pince tournés en avant et se garder de chercher à déchirer les adhérences; en effet, si les mors de la pince, au lieu d'être tournés en avant, étaient dirigés en arrière, il pourrait arriver que les dents dont ils sont pourvus vinssent à déchirer ou à froisser la cristalloïde antérieure, accident qui donnerait lieu à la formation d'une cataracte traumatique.

Une fois l'excision de l'iris pratiquée, il ne reste plus qu'à exercer sur la face antérieure de la cornée une série de douces frictions, afin de faire rentrer vers le centre de la chambre antérieure les deux angles du sphincter sur lesquels a porté l'excision iridienne. Il faut, par conséquent, qu'une fois l'opération terminée ; la pupille ancienne et la nouvelle prennent la forme d'une entrée de serrure (Arlt) ; à ce moment, l'opération est terminée : il ne reste plus qu'à appliquer un bandage contentif, composé de quelques plumasseaux de charpie finement cardée et d'un monocle simple.

Nous n'avons qu'une seule remarque à ajouter à ce qui précède ; elle a rapport à l'excision de l'iris par l'aide. L'iridectomie n'ayant un effet certain qu'à condition que l'excision aura été aussi périphérique que possible, il faut que l'aide, avant de donner le coup de ciseaux qui doit trancher la base de la procidence iridienne, déprime, à l'aide du plat des ciseaux, les deux lèvres de la plaie, de façon à exagérer encore la procidence iridienne. C'est certainement là une manœuvre délicate et qui ne peut être exécutée par le premier venu ; elle exige la coopération d'un aide intelligent et exercé ; aussi quelques chirurgiens préfèrent-ils se servir, pour la fixation, d'une pince à verrous, qu'ils confient à un aide, et ils peuvent ainsi disposer de leurs deux mains pour faire l'excision de l'iris.

OBSERVATION.

GLAUCOME.

Mme S..., 63 ans, se plaint des troubles de la vue. Elle raconte qu'au mois de février elle a perdu la vue de l'œil gauche, à la suite de douleurs frontales et temporales très-fortes. La vue est revenue après un mois, mais moins bonne qu'auparavant.

Le 3 janvier, elle a été reprise de douleurs très-vives s'étendant dans tout le côté gauche de la tête, et en même temps la vue a disparu de nouveau. Ce deuxième accès a été plus violent que le premier, et la malade voyant qu'après un mois la vue ne revenait pas et que les douleurs persistaient à être toujours aussi vives, se décide à venir à la Clinique.

Elle présente une forte hyperémie des veines sous-conjonctivales de cet œil. La cornée n'a plus sa transparence normale, elle présente un peu au-dessous du centre une ulcération assez étendue. La chambre antérieure est moins profonde, l'humeur aqueuse légèrement trouble, la pupille irrégulièrement dilatée et immobile. La dureté du globe n'est pas très-prononcée. Insensibilité manifeste de la cornée. Le trouble des milieux est trop considérable et ne permet pas l'examen ophthalmoscopique.

On parle de l'opération à la malade qui s'y refuse. On lui prescrit de l'atropine.

Le lundi 2 février, la malade retourne à la cclin.iqne. Les symptômes loin de diminuer sont bien plus accusés, et en dehors de ceux observés la première fois qui existent, mais plus accentués, on constate la présence d'un léger hypopion formé par le pus qui provient de l'ulcération.

La malade se décide à accepter l'opération qui est pratiquée le jour même. Elle est très-indocile, néan-moins l'opération marche bien. On pratique une iridectomie, après quoi on applique un bandage compressif.

Mardi. — Dès le soir de l'opération, les douleurs ont beaucoup diminué, et la malade a pu dormir une grande partie de la nuit.

Vers trois heures, disparition complète des douleurs. L'injection veineuse conjonctivale a fait place à une injection plus franche traumatique. L'ulcération de la cornée n'a pas augmenté. L'hypopion ne se voit plus, le pus se trouve dissimulé par un peu de sang qui s'est épanché à la partie inférieure de la chambre antérieure.

La cornée est toujours insensible.

Mercredi. — L'injection conjonctivale est moins considérable, l'ulcération se répare, le sang épanché dans la chambre antérieure est en partie résorbé. Insensibilité persistante de la cornée.

Jeudi. — La sensibilité de la cornée est un peu revenue, le sang de la chambre antérieure est résorbé, et l'ulcération de la cornée en voie manifeste de réparation. La maladie distingue le n° 18 de Jæger. Elle quitte la Clinique, on lui prescrit des instillations d'atropine et des purgatifs.

22 février. L'injection de la conjonctive a à peu près disparu ; vascularisation autour de l'ulcération, dont la réparation est presque complète, il reste à peine une simple facette, située un peu au-dessous du centre de la cornée, elle correspond au bord inférieur de la papille.

La papille paraît encore légèrement trouble. La sensibilité de la cornée est complétement revenue. Tension du globe à peu près normale.

Il est possible de procéder à l'examen ophthalmoscopique. La papille présente une excavation peu prononcée, aussi le coude formé par les vaisseaux en quittant la papille est-il peu accusé? Les veines sont encore volumineuses, et sur le trajet de l'une d'elles on aperçoit deux petites ecchymoses arrondies.

Elle lit le n° 12 de Jæger. Laxatifs, compresses chaudes sur l'œil gauche.

5 mars. La sensibilité de la cornée est normale. L'ulcération est complétement réparée ; le trouble de la papille a disparu.

Examen ophtholmoscopique. — Les veines sont moins volumineuses. Les deux ecchymoses sont en partie résorbées, l'une d'elles est à peine visible. La malade lit le n° 6 de Jæger.

A. Parent, imprimeur de la Faculté de Médecine, rue Mr-le-Prince, 31.

Fig. 1.
PL. 1.
Fig. 2.

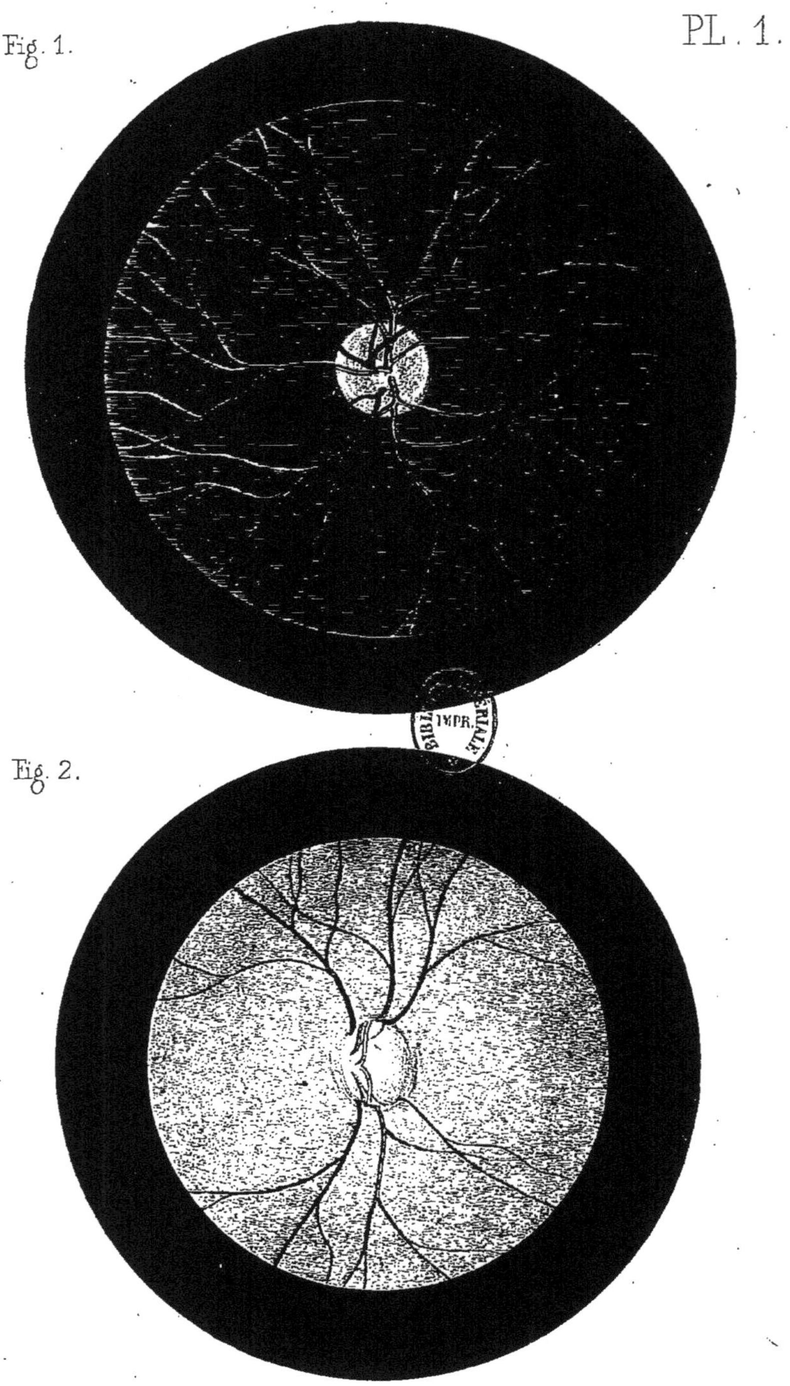

D.ʳ A. Sichel ad nat. pinx.ᵗ
P. Lackerbauer Chromolith.
Imp. Becquet, Paris.

Fig. 1.

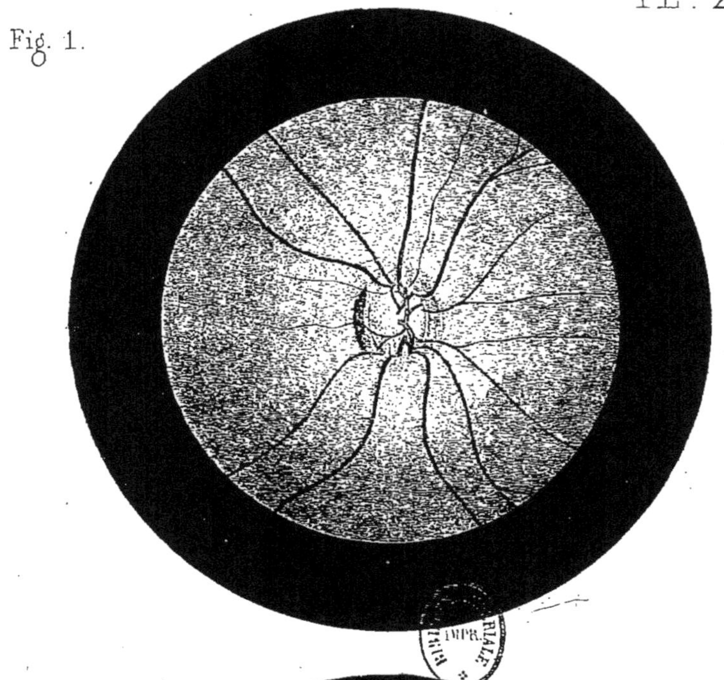

Fig. 2.

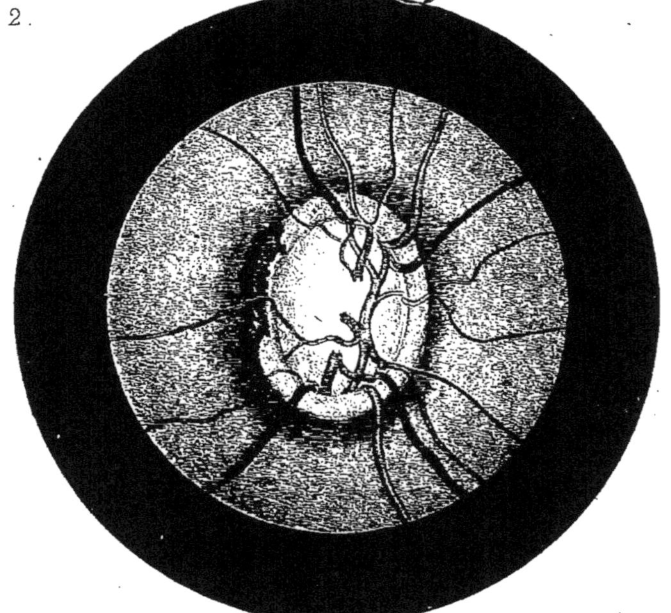

D.r A. Sichel ad nat. pinx.t   Lackerbauer Chromolith.

Imp. Becquet, Paris.

Fig. 1.

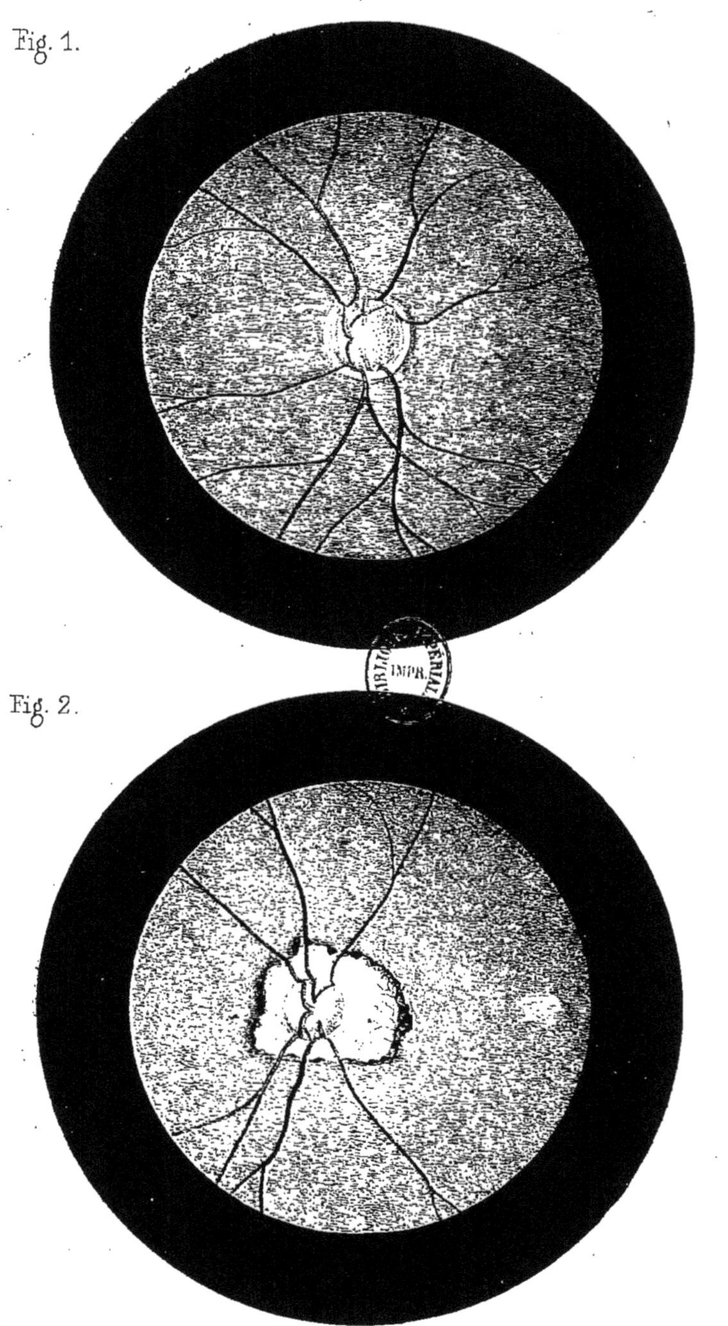

Fig. 2.

Dr A. Sichel ad. nat. pinxt

Lackerbauer Chromolith.

Imp. Becquet, Paris.

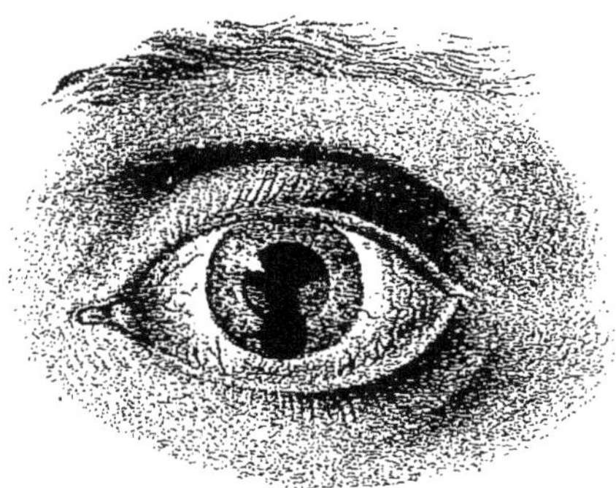

Fig. 1.

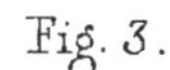

Fig.4.

Fig. 3.

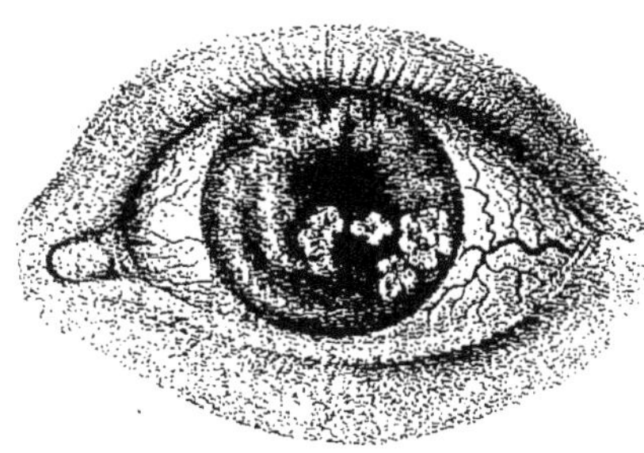

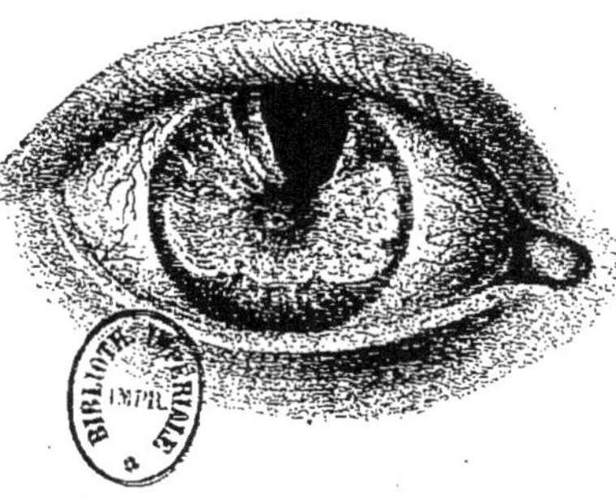

Fig. 2.

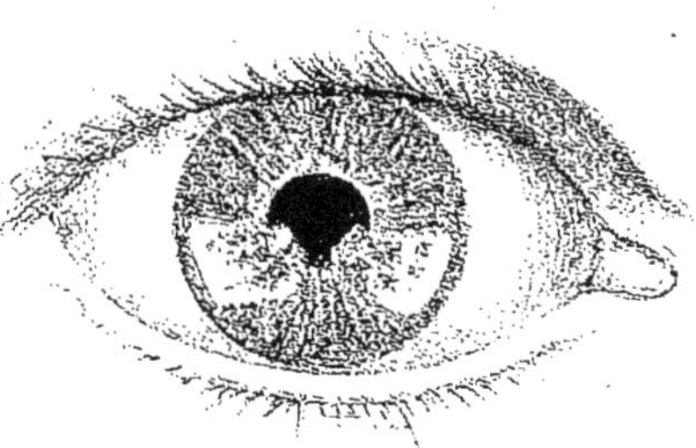

de Græfe

Lackerbauer Chromolith.

Imp. Becquet Paris.

EXPLICATION DES PLANCHES

PLANCHE I.

Fig. 1. — Œil gauche normal. Pigment choroïdien très-foncé, ce qui donne au fond de l'œil une coloration brune très accusée. A la droite du dessin, l'artère naissant par deux branches distinctes, ce qui n'a pas lieu d'ordinaire. Généralement, l'artère naît par un tronc unique qui se divise en deux branches principales. Arborisations vasculaires très-remarquables. Dessin fait d'après l'œil de l'auteur et donné par une lentille de 5 pouces de foyer.

Fig. 2. — Excavation typique, dans une cau de glaucome chronique, datant de huit mois, et résultant de trois attaques consécutives de glaucome aigu. Les vaisseaux sont fortement rejetés vers le bord interne de la pupille. Le dessin est fait à l'image renversée, à l'aide d'une lentille de 4 pouces 1/2 de longueur focale.

PLANCHE II.

Fig. — Œil gauche. Image renversée donnée par une lentille de 4 pouces 1/2 de foyer. Excavation typique de la pupille dans un cas de glaucome chronique au début. Sur le bord interne, agrégat de pigment normal, c'est-à-dire non pathologique, et ne constituant qu'une anomalie.

Fig. 2. Le même œil, dont le dessin est grossi deux fois 1/2 pour faire saisir plus nettement les détails. On voit nettement le crochet que font les vaisseaux au moment où ils franchissent les bords de la papille. Le fond de la papille est moins net, plus effacé que les bords, ce qui tient à la différence de niveau; il en résulte que, lorsque les bords sont au foyer, le fond n'y est pas et donne une image diffuse.

PLANCHE III.

Fig. 1. — Œil gauche. Image renversée donnée par une lentille de 4 pouces 1/2 de foyer. Excavation prononcée de la papille dans un cas de glaucome chronique datant de 15 mois. Atrophie commençante de la papille du nerf optique. On remarque autour de la papille un commencement de sclérectasie postérieure.

Fig. 2. — Œil gauche. Image renversée donnée par une lentille de 3 pouces de foyer. Excavation de la papille dans un cas de glaucome chronique, résultant de plusieurs attaques de glaucome aigu consécutif à un staphylome postérieur très-étendu sur une malade atteint d'une myopie — 1/2 1/2.